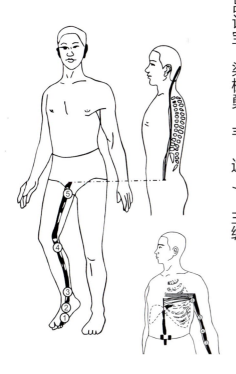

中国壮医药文库

壮医
筋结病灶图解

韦英才 / 主审

吕计宝　梁树勇　韦　达 / 主编

广西科学技术出版社

· 南宁 ·

图书在版编目（CIP）数据

壮医筋结病灶图解 / 吕计宝，梁树勇，韦达主编 . -- 南宁：广西科学技术出版社，2024.12. -- ISBN 978-7-5551-2268-5

I . R291.8-64

中国国家版本馆 CIP 数据核字第 20242W0J46 号

壮医筋结病灶图解

吕计宝　梁树勇　韦　达　主编

策划组稿：罗煜涛	装帧设计：韦娇林
责任编辑：李　媛	责任校对：夏晓雯
助理编辑：梁佳艳	责任印制：陆　弟

出 版 人：岑　刚	出版发行：广西科学技术出版社
社　　址：广西南宁市东葛路 66 号	邮政编码：530023
网　　址：http://www.gxkjs.com	
印　　刷：广西民族印刷包装集团有限公司	

开　　本：787 mm × 1092 mm　　1/16		
字　　数：190 千字	印　　张：8.5	
版　　次：2024 年 12 月第 1 版	印　　次：2024 年 12 月第 1 次印刷	
书　　号：ISBN 978-7-5551-2268-5		
定　　价：129.00 元		

主编简介

吕计宝　副主任医师，硕士研究生导师，广西名中医韦英才教授学术传承人，壮医经筋疗法学术继承人。中国民族医药学会推拿分会常务理事，中国民族医药学会壮医药分会理事，广西民族医药协会壮医经筋疗法专业委员会副秘书长、副主任委员。从事壮医药科学研究、临床诊疗及教学工作 10 余年，参与编写专著 5 部，主持及参与国家级、自治区级、厅局级科研项目多项，获中国民族医药学会科学进步奖二等奖，获批实用新型专利 6 项、外观设计专利 2 项。临床经验丰富，熟悉针灸推拿科常见病、多发病及疑难病的诊治。

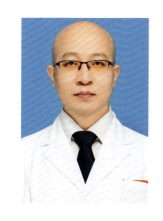

梁树勇　主任医师，教授。中国民族医药学会推拿分会执行会长，中国民族医药学会疼痛分会副会长，中国中医药学会整脊专业委员会常务理事，广西民族医药协会壮医经筋疗法专业委员会副主任委员，广西中医药学会推拿分会常务委员。国家临床重点专科推拿科科主任，广西中医药重点学科推拿学带头人。师从广西名中医韦英才教授，从事临床工作 30 余年，致力壮医理论的发掘整理和临床研究，独立承担研究课题多项，发表论文 30 余篇。获首届民族医药科学技术进步奖一等奖、广西科学技术进步奖二等奖各 1 项。擅长运用壮医经筋疗法结合针刀治疗针灸推拿科常见病、多发病及疑难病。

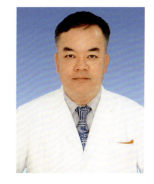

韦达　硕士研究生，广西国际壮医医院推拿科住院医师。广西名中医韦英才教授学术传承人，壮医经筋疗法学术继承人。广西民族医药协会壮医经筋专业委员会常务委员，广西民族医药协会壮医目诊专业委员会常务委员。作为副主编参编《壮医英才之医道·医学·医术》。致力壮医理论的发掘整理和临床研究，擅长运用壮医经筋疗法治疗推拿科常见病、多发病。

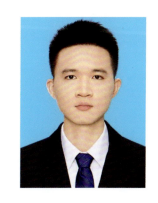

编委会

资助项目

1. 桂派中医大师培养项目（韦英才）（文件号：桂中医药科教发〔2022〕6 号）

2. 广西重点研发计划项目：壮医防治腰腿痛关键技术研究与应用（编号：桂科 AB21196035）

3. 2024 年广西名中医传承工作室建设项目：韦英才广西名中医工作室（编号：GZY2024025）

4. 广西国际壮医医院"青苗工程"人才培养项目（编号：2022001）

序言 ◈

　　《医宗金鉴·正骨心法要旨》曰"以手扪之，自悉其情"，意指筋骨病诊断方面，以手摸之即可知道其病情所在。壮医摸结查灶术根据《黄帝内经·灵枢》"以痛为输"的取穴原则和壮族民间"捉筋摸筋"经验，以手摸结定穴，是壮医经筋学原创的"顺藤摸瓜，顺筋摸结"的诊断技术之一。

　　经筋理论最早萌芽于《足臂十一脉灸经》和《阴阳十一脉灸经》，形成于《黄帝内经·灵枢》。20 世纪 90 年代初，著名壮医黄敬伟教授领衔开展将古典十二经筋理论和壮族民间理筋术有机结合的研究，并于 1996 年主编出版《经筋疗法》。近 30 年来，以韦英才教授为代表的壮医经筋团队守正创新，传承发展壮医经筋理论，出版《实用壮医筋病学》，提出"肌肉解利生理观、横络盛加病因观、因结致痛病理观、摸结查灶诊断观、松筋解结治疗观、拉筋排毒养生观"等 6 个学术观点，编写出版全国中医药行业高等教育"十三五"规划教材《壮医经筋学》。壮医经筋理论经过多年的研究和发展完善，2009 年，壮医经筋学体系逐步形成；2012 年，壮医经筋学入选国家临床重点专科；2014 年，壮医经筋学列入壮医本科生专业必修课程。壮医经筋学术团队不断发展壮大，壮医经筋疗法日趋精进，并面向全国迅速推广传播，古老的壮医经筋疗法焕发勃勃生机。

　　为了促进壮医经筋学在科研、临床和教学方面的发展，吕计宝副主任医师等新一代壮医经筋传承人，本着科学、实用、精品的原则，编写了《壮医筋结病灶图解》。该书以现代解剖学理论为基础，以古典十二经筋"以痛为输"理论为原则，以古典十二经筋循行路线为向导，以壮医经筋优势病种为支撑，图文并茂、提纲挈领，描绘和介绍人体常见的 100 多个筋结病灶点，填补了古典十二经筋"有筋无穴"的历史空白，开辟了经筋摸结查灶新技术，为提升壮医经筋学科的临床诊疗水平打下了坚实的基础，为壮医药体系的多元化发展添砖加瓦，可喜可贺。

　　是为序。

韦英才

2024 年 12 月

　　韦英才，广西中医药大学壮医药学院院长，主任医师，教授，广西名中医，广西名壮医，壮医经筋专业委员会主任委员。

前言

千百年来，壮族先民在与疾病作斗争的过程中积累了丰富的医疗经验，并经过不断研究和探索，总结出了许多独具民族特色且行之有效的壮医技法，壮医经筋疗法就是其中之一。该疗法是在古典十二经筋理论的指导下，结合壮族民间"捉筋理筋术"形成的以"经筋查灶"诊病和"经筋消灶"治疗相结合的一种壮医特色技法。古典十二经筋理论有筋无穴，《灵枢·经筋》虽详细记载了十二经筋的循行规律、病理变化及经筋病"治在燔针劫刺，以知为数，以痛为输"的治疗原则，但却未明确筋结点的具体位置，限制了壮医经筋学理论研究和临床实践的发展。因此，出版一本切合临床实际需要，帮助读者掌握壮医经筋学理论并安全、有效地使用壮医经筋疗法的专业书籍意义重大。为此，我们编写了《壮医筋结病灶图解》。

本书将韦英才教授的国家外观设计专利"十二经筋图谱"及《实用壮医筋病学》中的十二经筋理论有机结合，并在此基础上改进和绘制十二经筋常见筋结示意图。本书重点介绍十二经筋常见的100多个筋结的位置、局部解剖及主治等内容，图文并茂，直观地呈现十二经筋的循行、筋结的具体位置，以及筋结周围不同解剖层次的重要解剖结构。除此之外，本书精选6个壮医经筋学优势病种的10多个典型案例，介绍壮医经筋针刺（火针）操作方法，配以针刺示意图，清晰、直观、层次分明地呈现针刺过程中途经的各层解剖结构，帮助读者更好地理解和掌握壮医经筋疗法"经筋查灶"和"经筋消灶"的理论和操作方法。

本书结合编者多年的理论研究成果和临床实践经验，集理论性、实践性、创新性于一体，可作为壮医药工作者、相关专业师生的专业用书，亦可为壮医药爱好者学习壮医经筋学提供有益参考。同时，本书填补古典十二经筋有筋无穴的空白，为壮医经筋学的研究和发展提供新的思路和方向，以期为促进壮医经筋学的传承和发展、提升壮医经筋疗法的临床疗效和服务能力作出积极的贡献。由于编者水平有限，其中不足之处在所难免，望读者提出宝贵意见，以便今后进一步修订完善。

编者

2024 年 12 月

目 录

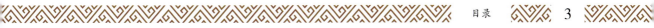

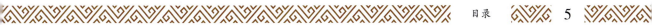

第一章 手太阳经筋

一、走行特点

手太阳之筋，起于小指之上，结于腕，上循臂内廉，结于肘内锐骨之后，弹之应小指之上，入结于腋下。其支者，后走腋后廉，上绕肩胛，循颈，出足太阳之筋前，结于耳后完骨。其支者，入耳中；直者出耳上，下结于颔，上属目外眦（图1-1）。

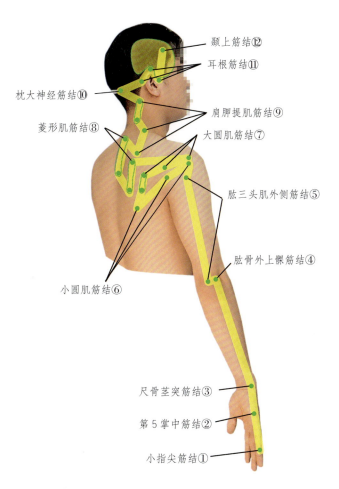

图1-1 手太阳经筋筋结点分布示意图（右）

二、常见筋结解剖定位及主治

（一）小指尖筋结

【位置】在小指尺侧指甲根旁处（图1-2）。

【局部解剖】皮肤—皮下组织—小指伸肌腱止点—甲床及甲周结构。布有尺神经手背支。筋结点在小指伸肌腱、小指伸肌腱终末腱或小指尺侧指甲根旁处。

【主治】小指腱鞘炎或劳损引起的小指尺侧疼痛及小指活动受限、手指麻木等。

（二）第5掌中筋结

【位置】在第5掌骨尺侧中点处，相当于后溪穴后约0.5寸处（图1-2）。

【局部解剖】皮肤—皮下组织—掌筋膜—小指展肌腱起点外缘。布有尺神经手背支。筋结点在小指展肌腱起点处。

【主治】掌部尺侧腱鞘炎、肌腱炎引起的手掌尺侧疼痛、活动受限、手指麻木等。

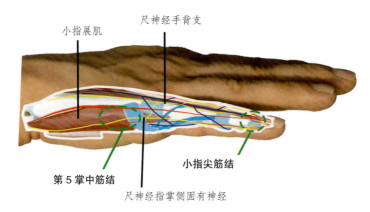

图1-2　小指尖筋结、第5掌中筋结示意图（右）

（三）尺骨茎突筋结

【位置】在手腕尺侧部，当尺骨茎突与三角骨之间的凹陷处（图1-3）。

【局部解剖】皮肤—皮下组织—前臂筋膜—伸肌支持带—尺侧腕伸肌腱—腕尺侧副韧带—腕关节。布有尺神经手背支、前臂后皮神经、贵要静脉属支。筋结在尺侧腕伸肌、腕尺侧副韧带或三角骨底抵止处。

【主治】腕关节炎、尺侧腱鞘炎、腕管综合征引起的腕关节疼痛、无力、活动受限及手指麻木等。

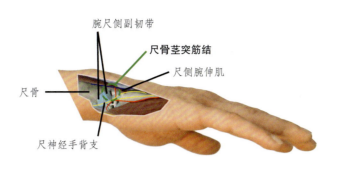

腕尺侧副韧带

尺骨茎突筋结

尺侧腕伸肌

尺骨

尺神经手背支

图1-3 尺骨茎突筋结示意图（右）

（四）肱骨外上髁筋结

【位置】 在肘部，正当肱骨外上髁处（图1-4）。

【局部解剖】 皮肤—皮下组织—肘筋膜—桡侧腕长伸肌、指伸肌、肘肌、桡侧腕短伸肌—肱骨外上髁。布有前臂后皮神经。筋结在桡侧腕长伸肌、指伸肌、肘肌、桡侧腕短伸肌起点处（肱骨外上髁处）。

【主治】 网球肘、肘关节劳损及前臂病变引起的前臂疼痛、肘关节疼痛、上肢麻木无力等。

（五）肱三头肌外侧筋结

肱三头肌解剖：近侧端有长头、内侧头和外侧头。长头以扁腱起自肩胛骨盂下结节，向下行经大圆肌与小圆肌之间，肌束于外侧头内侧、内侧头浅面下降；外侧头与内侧头分别起自肱骨后面桡神经沟外上方和内下方的骨面。三个头向下会合，以坚韧的肌腱止于尺骨鹰嘴。功能为伸肘关节，长头还可使肩关节后伸和内收。受桡神经支配。常见肱三头肌外侧起点筋结、肱三头肌止点筋结。

1. 肱三头肌外侧起点筋结

【位置】 在肱骨中段后外侧（桡神经沟外上方），肱三头肌外侧头起点处（图1-5）。

【局部解剖】 皮肤—皮下组织—臂筋膜—肱三头肌外侧头起点—肱骨。布有臂后皮

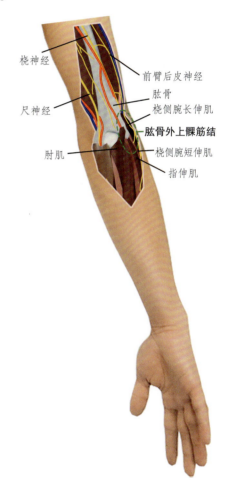

桡神经

尺神经

肘肌

前臂后皮神经

肱骨

桡侧腕长伸肌

肱骨外上髁筋结

桡侧腕短伸肌

指伸肌

图1-4 肱骨外上髁筋结示意图（右）

神经，深面毗邻桡神经主干。筋结点在肱三头肌外侧头起点处。

【主治】肩周炎、肱三头肌劳损引起的上臂外侧疼痛、肩周疼痛、肘关节疼痛等。

2. 肱三头肌止点筋结

【位置】在肘部，正当尺骨鹰嘴处（图1-5）。

【局部解剖】皮肤—皮下组织—尺骨鹰嘴滑囊—肘部筋膜—肱三头肌腱—尺骨鹰嘴。布有臂后皮神经。筋结在肱三头肌腱止点滑囊处。

【主治】肱三头肌劳损引起的上臂外侧疼痛、肘关节疼痛等。

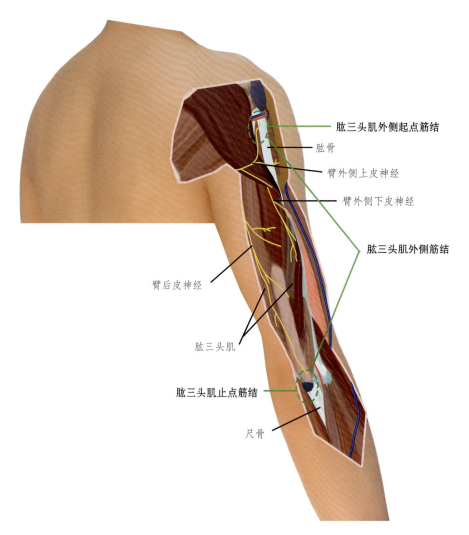

图1-5　肱三头肌外侧筋结示意图（右）

（六）小圆肌筋结

小圆肌解剖：在冈下肌下方，起自肩胛骨外侧缘上三分之二的背面，肌束向外上方移行为扁腱，经肩关节囊的后面，止于肱骨大结节下部。收缩时使肩关节外旋、内收。受腋神经支配。常见小圆肌起点筋结、小圆肌与肱三头肌邻近处筋结、小圆肌止点筋结。

1. 小圆肌起点筋结

【位置】在肩背部，当肩胛骨外侧缘上三分之二的背面（图1-6）。

【局部解剖】皮肤—皮下组织—肩胛筋膜—冈下肌、小圆肌起点—肩胛骨。布有腋神经分支。深部为胸腔。筋结在小圆肌起点处。

【主治】肩背部肌筋膜炎、肩周炎、小圆肌起点处劳损引起的肩背部疼痛及肩周疼痛、活动受限等。

2. 小圆肌与肱三头肌邻近处筋结

【位置】在肩背部，当肩胛骨腋缘，小圆肌与肱三头肌邻近处（图1-6）。

【局部解剖】皮肤—皮下组织—小圆肌、肱三头肌（长头和外侧头）—肩胛骨。布有腋神经分支。筋结在肱三头肌长头和外侧头与小圆肌邻近处。

【主治】肩背部肌筋膜炎、肩周炎、小圆肌劳损引起的肩背部疼痛及肩周疼痛、活动受限等。

3. 小圆肌止点筋结

【位置】在肱骨大结节处（图1-6）。

【局部解剖】皮肤—皮下组织—臂筋膜—三角肌—小圆肌止点—肱骨大结节。布有腋神经。筋结在小圆肌止点处。

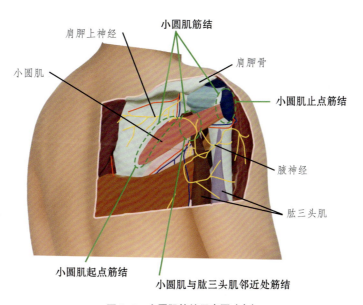

图1-6 小圆肌筋结示意图（右）

【主治】肩周炎、小圆肌劳损引起的肩背部疼痛及肩周疼痛、活动受限等。

（七）大圆肌筋结

大圆肌解剖：在小圆肌下方，起自肩胛骨下角背面，肌束向外上方集中，经臂内侧、肱三头肌长头前面，止于肱骨小结节嵴。收缩时使肩关节后伸、内收和内旋。受肩胛下神经支配。常见大圆肌起点筋结、大圆肌与肱三头肌邻近处筋结、大圆肌止点筋结。

1. 大圆肌起点筋结

【位置】在肩背部，当肩胛骨下角背面（图1-7）。

【局部解剖】皮肤—皮下组织—背阔肌、大圆肌—肩胛骨。布有胸神经背侧皮支、肩胛下神经。深部为胸腔。筋结点在大圆肌的肩胛骨下角背面外侧缘处。

【主治】肩背部肌筋膜炎、肩周炎、大圆肌起点处劳损引起的肩背部疼痛及肩周疼痛、活动受限等。

2. 大圆肌与肱三头肌邻近处筋结

【位置】在肩胛骨盂下结节邻近处，肩胛骨外侧缘与肱骨之间的深层处（图1-7）。

【局部解剖】皮肤—皮下组织—三角肌后束—大圆肌、小圆肌、肱三头肌长头、背阔肌及滑囊。布有腋神经分支、肩胛下神经、桡神经。筋结点在大圆肌、小圆肌与肱三头肌长头邻近处。

【主治】肩背部肌筋膜炎、肩周炎、大圆肌劳损引起的肩背部疼痛及肩周疼痛、活动受限等。

3. 大圆肌止点筋结

【位置】在肱骨小结节嵴处（图1-7）。

【局部解剖】皮肤—皮下组织—深筋膜—大圆肌止点肌腱—背阔肌—肱骨小结节嵴。布有腋神经、桡神经。筋结点在大圆肌止点处。

【主治】肩周炎、大圆肌止点处劳损引起的肩背部疼痛及肩周疼痛、活动受限等。

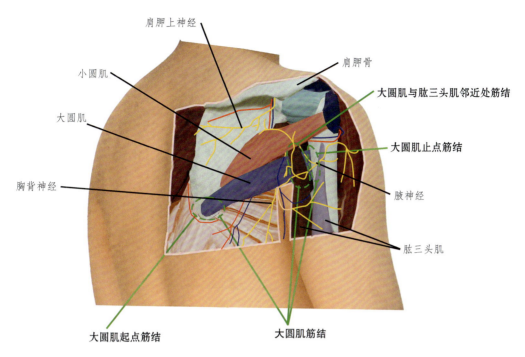

图 1-7 大圆肌筋结示意图（右）

（八）菱形肌筋结

菱形肌解剖：在斜方肌深层，起于第 6、第 7 颈椎和第 1～4 胸椎棘突，止于肩胛骨内侧缘。功能为近固定时，使肩胛骨上提、后缩和下回旋；远固定时，两侧收缩，使脊柱胸段伸。常见菱形肌起点筋结、菱形肌止点筋结。

1. 菱形肌起点筋结

【位置】在斜方肌深层，起于第 6、第 7 颈椎和第 1～4 胸椎的棘突，肌纤维由内上向外下斜行（图 1-8）。

【局部解剖】皮肤—皮下组织—斜方肌腱膜、菱形肌腱膜、上后锯肌腱膜或项韧带—棘突。布有相应胸神经后支、肩胛背神经。深部为椎管。筋结点在第 6、第 7 颈椎和第 1～4 胸椎棘突的菱形肌起点处。

【主治】菱形肌劳损、肌筋膜炎、肌痉挛引起的胸背疼痛、颈项痛、胸痛、胸闷、气短等。

2. 菱形肌止点筋结

【位置】在肩胛骨的脊柱缘（图 1-8）。

【局部解剖】皮肤—皮下组织—斜方肌—胸背筋膜—菱形肌—肩胛骨。布有肩胛背神经。深部为胸腔。筋结点在肩胛骨脊柱缘菱形肌止点处。

【主治】菱形肌劳损、肌筋膜炎、肌痉挛引起的胸背疼痛、肩胛内侧痛、胸痛、胸闷、气短等。

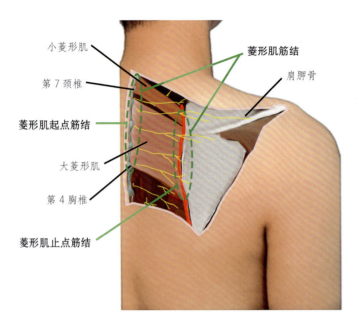

图 1-8　菱形肌筋结示意图（右）

（九）肩胛提肌筋结

肩胛提肌解剖：在颈项两侧，肌肉上部位于胸锁乳突肌深侧，下部位于斜方肌的深面，为一对带状长肌，起自第 1～4 颈椎横突，肌纤维斜向后下稍外方，止于肩胛骨上角和肩胛骨脊柱缘上部。收缩时可上提肩胛骨；如肩胛骨固定，可使颈向同侧屈。常见肩胛提肌起点筋结、肩胛提肌与斜方肌交叉处筋结、肩胛提肌止点筋结。

1. 肩胛提肌起点筋结

【位置】在斜方肌深面，起自第 1～4 颈椎横突后结节处（图 1-9）。

【局部解剖】皮肤—皮下组织—胸锁乳突肌—头夹肌、颈夹肌—肩胛提肌—颈椎横突。布有肩胛背神经、颈 3～4 脊神经后支。深部为颈神经根和椎动脉。筋结点在第 1～4 颈椎横突后结节肩胛提肌起点处。

【主治】落枕、肩胛提肌劳损、肌痉挛、颈椎病引起的颈肩疼痛、肩胛区疼痛等。

2. 肩胛提肌与斜方肌交叉处筋结

【位置】肩胛提肌走行于斜方肌深面，颈肩部两肌交叉处常为两肌相互摩擦的地方（图 1-9）。

【局部解剖】皮肤—皮下组织—斜方肌、肩胛提肌—颈椎横突。布有副神经、肩胛背神经、颈 3 ~ 4 脊神经后支。深部为颈神经根和臂丛神经。筋结点在两肌交叉相互摩擦的地方。

【主治】落枕、斜方肌损伤、肩胛提肌劳损、肌痉挛、颈椎病引起的颈肩疼痛、肩胛区疼痛等。

3. 肩胛提肌止点筋结

【位置】在背部，当肩胛骨上角和内侧缘上部（图 1-9）。

【局部解剖】皮肤—皮下组织—斜方肌—肩胛提肌止点肌腱—肩胛骨。布有颈 3 ~ 4 脊神经后支及肩胛背神经。深部为胸腔。筋结点在肩胛提肌腱止点处。

【主治】落枕、肩胛提肌劳损、肌痉挛、颈椎病引起的颈肩疼痛、肩胛区疼痛。

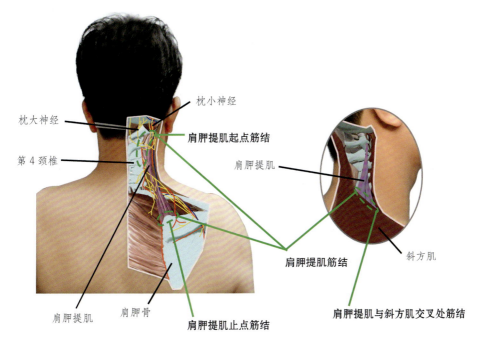

图 1-9 肩胛提肌筋结示意图（右）

（十）枕大神经筋结

【位置】在枕部，穿斜方肌腱到达皮下，分布于枕、项部皮肤（图 1-10）。

【局部解剖】皮肤—皮下组织—斜方肌上束、枕大神经—头半棘肌、头夹肌—头后大直肌、头后小直肌、头上斜肌、头下斜肌、枕动脉—枕骨。有枕动静脉分支。筋结在斜方肌、椎枕肌、头半棘肌在枕骨的抵止点处。

【主治】中风、颈部肌劳损、颈椎病、失眠、落枕引起的头痛、颈项强痛、头晕、心悸、视物不清。

（十一）耳根筋结

【位置】 在耳根部外耳诸肌中。包括耳前肌、耳上肌、耳后肌，属退化肌肉。耳前肌：起自帽状筋膜，止于耳部软骨前部，有牵引耳部向前的作用。耳上肌：起自帽状筋膜，抵止耳部软骨，有上提耳部的作用。耳后肌：起自乳突外面，止于耳部软骨后面，有牵引耳部向后的作用（图 1-10）。

【局部解剖】 皮肤—皮下组织—耳外肌腱—颞筋膜—颞肌。布有耳颞神经、耳大神经、面神经颞支、面神经耳后支。其起止点与肌腹可见筋结。

【主治】 面神经麻痹、落枕及神经性耳鸣、耳聋引起的颈项痛、偏头痛、斜颈耳鸣、耳聋、面痛、面麻痹等。

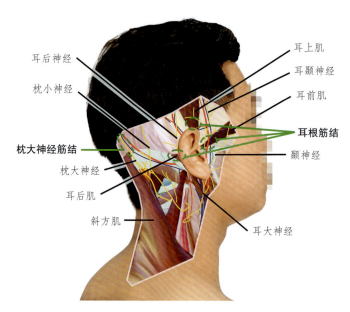

图 1-10 枕大神经筋结、耳根筋结示意图（右）

（十二）颞上筋结

【位置】 在颞窝部，包括颞肌与颞筋膜。颞肌位于颞窝部的皮下，颞筋膜的深面，为呈扇形的扁肌。起自颞窝的全部，上自颞下线，下至颞下嵴及颞筋膜的深面。前部肌纤维向下，后部肌纤维向前，逐渐集中，通过颧弓的深面，移行于强大的腱，止于下颌骨喙突的尖端及内侧面。后部肌纤维是翼外肌的对抗肌。颞肌受三叉神经的下颌支支配。颞筋膜位于颞部皮下，覆盖颞肌表面，呈坚韧的纤维板状，起点附着于颞上线，并与颅骨外膜紧密相连。颞筋膜向下延伸过程中，可能分裂成浅、深两层，浅层附着于颧弓的外侧缘，而深层则附着于颧弓的内侧缘（图 1-11）。

　　【**局部解剖**】皮肤—皮下组织—颞筋膜—颞肌—颅骨。布有耳颞神经、下颌神经分支、颧颞神经。该肌与筋膜的起止点及颅骨蝶顶缝、蝶鳞缝、鳞缝、蝶额缝、冠状缝覆盖处及耳颞神经分布处常有筋结形成。

　　【**主治**】偏头痛、神经性耳鸣、感冒、面瘫、癫痫引起的头晕、头痛、耳鸣等。

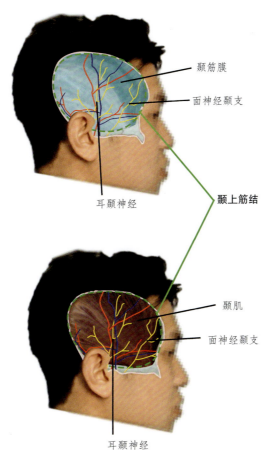

图 1-11　颞上筋结示意图（右）

第二章　手少阳经筋

一、走行特点

手少阳之筋，起于小指次指之端，结于腕；上循臂，结于肘；上绕臑外廉，上肩，走颈，合手太阳。其支者，当曲颊入系舌本；其支者上曲牙，循耳前，属目外眦，上乘颌，结于角（图2-1）。

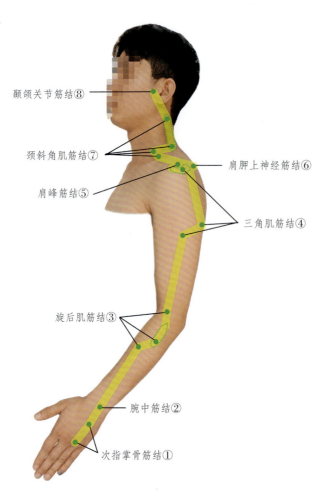

图 2-1　手少阳经筋筋结点分布示意图（左）

二、常见筋结解剖定位及主治

（一）次指掌骨筋结

【位置】在手背侧，第4掌骨及其近端和远端关节处（图2-2）。

【局部解剖】皮肤—皮下组织—手背筋膜—第4指伸肌腱—第4掌骨。皮下有手背静脉网及第4掌背动脉，布有尺神经手背支、桡神经浅支。筋结在第4掌骨及其近端和远端关节处。

【主治】腕关节炎、第4掌指关节腱鞘炎、指伸肌腱炎等引起的手掌、腕部疼痛，伸指活动受限等。

（二）腕中筋结

【位置】在腕背侧，当腕背侧横纹中点处（图2-2）。

【局部解剖】皮肤—皮下组织—伸肌支持带—指伸肌腱鞘—指伸肌腱—腕关节。皮下有手背静脉网、桡动脉腕背支、尺动脉腕背支；布有桡神经浅支。筋结在伸肌支持带及指伸肌腱腱鞘层。

【主治】腕关节肌腱劳损、腕关节炎、腕管综合征等引起腕关节疼痛，手指麻木、活动受限等。

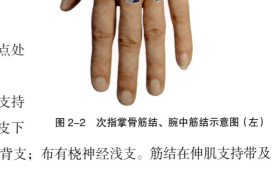

伸肌支持带

腕中筋结

指伸肌腱鞘

尺神经手背支

次指掌骨筋结

图2-2　次指掌骨筋结、腕中筋结示意图（左）

（三）旋后肌筋结

旋后肌解剖：在前臂背面的上方，起于肱骨外上髁和尺骨近侧端，肌束向前下止于桡骨上三分之一的前面。功能为使前臂旋后。受桡神经支配。常见旋后肌起点筋结、旋后肌与指伸肌交界处筋结、旋后肌止点筋结。

1. 旋后肌起点筋结

【位置】在肱骨外上髁和尺骨近侧端（图2-3）。

【局部解剖】皮肤—皮下组织—桡侧腕长伸肌、桡侧腕短伸肌—旋后肌起点—肘关节。桡神经深支穿过旋后肌浅层的Frohse弓，神经常在此处受压出现筋结。

【主治】旋后肌桡神经卡压、肘关节与旋后肌劳损引起的前臂疼痛，肘关节疼痛，手麻痹、活动受限等。

2. 旋后肌与指伸肌交界处筋结

【位置】在前臂背侧，当尺桡骨间，前臂旋后肌与肘肌、指伸肌交界处（图2-3）。

【局部解剖】皮肤—皮下组织—前臂筋膜—指伸肌—旋后肌。布有骨间后动脉、前臂后皮神经、骨间后神经。筋结在旋后肌、指伸肌交界处。

【主治】旋后肌桡神经卡压、旋后肌劳损引起的前臂疼痛、手麻痹无力等。

3. 旋后肌止点筋结

【位置】桡骨上三分之一处的前面（图2-3）。

【局部解剖】皮肤—皮下组织—前臂筋膜—指伸肌—旋后肌止点。布有桡神经深支、骨间后神经、前臂后皮神经。筋结在旋后肌止点处。

【主治】旋后肌劳损引起的前臂疼痛、手麻痹无力等。

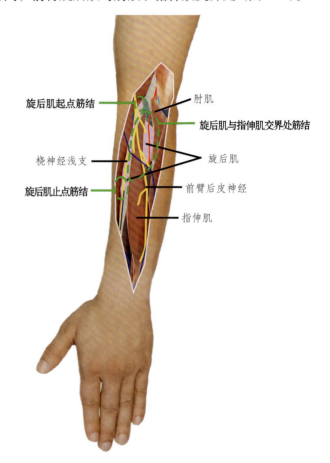

图2-3　旋后肌筋结示意图（左）

（四）三角肌筋结

三角肌解剖：在肩部，呈三角形，起自锁骨外侧三分之一、肩峰和肩胛冈，肌束逐渐向外下方集中，止于肱骨三角肌粗隆。肱骨上端由于三角肌的覆盖，使肩关节呈圆隆形。可分为锁骨部（前束）、肩峰部（中束）和肩胛部（后束）三部分。功能为使肩外展。前束主要功能为将臂部伸直往前举起，中束主要功能为将臂部伸直向侧举起，后束主要功能为将臂部伸直向后举起。受腋神经支配。常见三角肌起点筋结、三角肌后束筋结、三角肌止点滑囊筋结。

1. 三角肌起点筋结

【位置】在肩部，锁骨外侧三分之一、肩峰和肩胛冈三角肌起点处（图2-4）。

【局部解剖】皮肤—皮下组织—肩周筋膜—三角肌—肩峰皮下滑囊—肩峰或肩胛骨、肩关节。布有腋神经。筋结点在锁骨的外侧三分之一、肩峰和肩胛冈三角肌起点处。

【主治】肩背部肌筋膜炎、肩周炎、上臂病变、肩关节劳损引起的肩背部疼痛、肩周疼痛及上肢疼痛、活动受限等。

2. 三角肌后束筋结

【位置】在臂外侧，当三角肌后束下份处（图2-4）。

【局部解剖】皮肤—皮下组织—三角肌筋膜—三角肌后束、肱三头肌—肱骨。布有臂外侧上皮神经，其下方有臂外侧下皮神经及桡神经干通过。筋结在三角肌与肱三头肌相邻区域。

【主治】肩周炎、上臂病变、肩关节劳损引起的肩部疼痛及上肢疼痛、活动受限等。

3. 三角肌止点筋结

【位置】在上臂中段外侧，肱骨体外侧的三角肌粗隆，当三角肌止点处（图2-4）。

【局部解剖】皮肤—皮下组织—三角肌筋膜—三角肌止点肌腱、肱三头肌腱—肱骨。布有臂外侧上皮神经，其下有桡神经干通过。浅层筋结在三角肌层，肱三头肌肌纤维与肌腱结合部；深层筋结在三角肌粗隆处。

【主治】肩周炎、上臂病变、肩关节劳损引起的肩部疼痛及上肢疼痛、麻木、活动受限等。

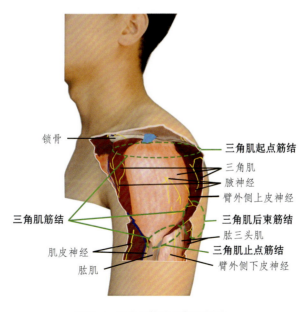

图2-4　三角肌筋结示意图（左）

（五）肩峰筋结

【位置】在肩外侧，当肩峰处（图2-5）。

【局部解剖】皮肤—皮下组织—皮下滑囊—三角肌筋膜—三角肌中束—肩峰下滑囊—肩峰—冈上肌腱—肩关节。布有肩胛上神经、臂外侧上皮神经。浅层筋结在皮下滑囊处，深层筋结点在肩峰下滑囊处。

【主治】肩背部肌筋膜炎、肩部慢性劳损、肩周炎引起的关节疼痛、肩外展痛、颈肩疼痛、肩背疼痛。

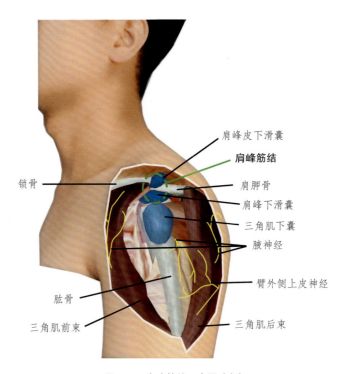

图2-5　肩峰筋结示意图（左）

（六）肩胛上神经筋结

【位置】在肩部，当肩胛骨上缘，喙突基底与肩胛冈根部之间的肩胛上切迹处（图2-6）。

【局部解剖】皮肤—皮下组织—肩胛上筋膜—斜方肌—冈上肌—肩胛上横韧带—肩胛上神经—肩胛骨上缘。布有肩胛上神经。筋结在肩胛上横韧带及肩胛上神经处。

【主治】颈肩背肌筋膜炎、肩胛上神经卡压综合征引起的肩周疼痛、肩胛区疼痛、颈项疼痛。

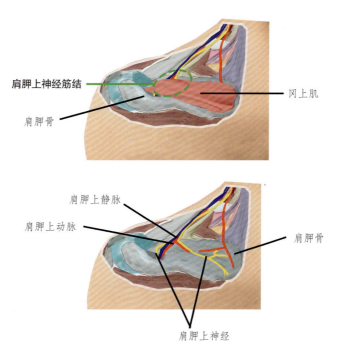

肩胛上神经筋结

冈上肌

肩胛骨

肩胛上静脉

肩胛上动脉

肩胛骨

肩胛上神经

图 2-6　肩胛上神经筋结示意图（左）

（七）颈斜角肌筋结

颈斜角肌解剖：在颈肩部，颈每侧 3 块，按位置排列命名为前斜角肌、中斜角肌、后斜角肌，均起自颈椎横突，纤维斜向外下，分别止于第 1、第 2 肋骨。前斜角肌位于颈椎外侧的深部，起于第 3～6 颈椎横突的前结节，止于第 1 肋骨内缘斜角肌结节，受第 5～7 颈神经前支支配；中斜角肌在 3 块斜角肌中最大最长，起于第 2～7 颈椎横突的后结节，止于第 1 肋骨的上面，锁骨下动脉沟后方，受第 3～8 颈神经前支支配。在前斜角肌、中斜角肌之间有一个三角间隙，间隙的底部是第 1 肋骨，臂丛神经与锁骨下动脉自此三角间隙通过。后斜角肌起自第 5～7 颈椎横突的后结节，止于第 2 肋骨外侧面中部，受第 5～6 颈神经前支支配。三者功能均为使颈侧屈、侧旋、前屈及上提肋骨。常见颈斜角肌起点筋结、第 1 肋斜角肌附着点筋结、前斜角肌、中斜角肌间隙筋结。

1. 颈斜角肌起点筋结

【位置】在颈部，当第 2～7 颈椎横突顶端处（图 2-7）。

【局部解剖】皮肤—皮下组织—胸锁乳突肌—颈深筋膜—肩胛提肌—斜角肌—颈椎横突。布有颈 3～8 脊神经前支。筋结在第 2～7 颈椎横突，颈斜角肌起点处。

【主治】颈椎病、前斜角肌综合征引起的颈肩疼痛，肩臂手指麻木，上肢疼痛、活动受限等。

2. 第1肋斜角肌附着点筋结

【位置】在颈部，锁骨上窝内，当第1肋斜角肌附着处（图2-7）。

【局部解剖】皮肤—皮下组织—颈阔肌—颈深筋膜浅层—锁骨上神经—颈深筋膜中层（覆盖斜角肌）—前（中）斜角肌—臂丛神经及锁骨下动脉—第1肋。布有锁骨上神经和臂丛神经。筋结在第1肋斜角肌附着处。

【主治】颈椎病、胸廓出口综合征、前斜角肌综合征引起的颈肩疼痛，肩臂、手指麻木，呼吸相关肩臂痛，上肢疼痛、无力等。

3. 前中斜角肌间隙筋结

【位置】在颈部，当锁骨上窝内，胸锁乳突肌锁骨头后缘处（图2-7）。

【局部解剖】皮肤—皮下组织—颈阔肌及颈筋膜—前斜角肌、中斜角肌，臂丛神经。布有臂丛神经、锁骨下动脉。筋结在前斜角肌与中斜角肌间隙臂丛神经通过处。

【主治】颈椎病、斜角肌损伤痉挛、胸廓出口综合征、锁骨下动静脉受压引起的上肢缺血及水肿、臂丛神经卡压、前斜角肌综合征引起的颈肩疼痛，肩臂、手指麻木，胸闷，上肢疼痛、无力、发凉、肌萎缩等。

（八）颞颌关节筋结

【位置】在面部，当颞颌关节处（图2-7）。

【局部解剖】皮肤—皮下组织—腮腺咬肌筋膜—颞颌韧带—颞颌关节囊—下颌骨髁突。布有颞浅动静脉、耳颞神经、面神经颞支。筋结在颞颌关节囊处。

【主治】三叉神经痛、面瘫、颞颌关节紊乱、牙龈炎引起的颊痛、咀嚼痛、牙痛、口喎、头痛、面痛等。

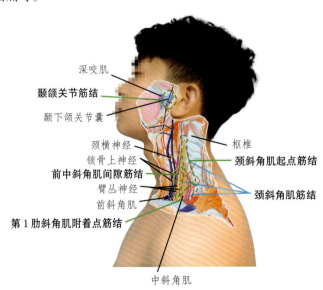

图2-7　颈斜角肌筋结、颞颌关节筋结示意图（左）

第三章　手阳明经筋

一、走行特点

手阳明之筋，起于大指次指之端，结于腕；上循臂，上结于肘外；上臑，结于肩髃。其支者，绕肩胛，挟脊；其直者从肩髃上颈。其支者上颊，结于頄；直者上出于手太阳之前，上左角，络头，下右颔（图 3-1）。

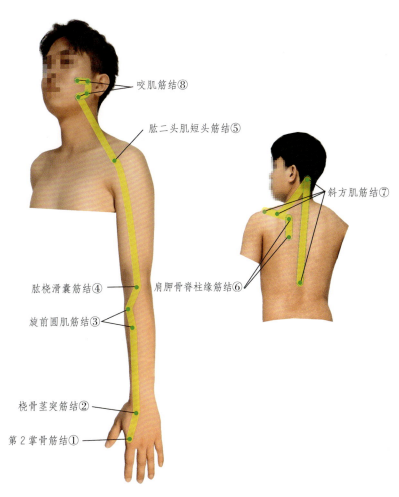

图 3-1　手阳明经筋筋结点分布示意图（左）

二、常见筋结解剖定位及主治

（一）第 2 掌骨筋结

常见第 2 掌骨掌指关节筋结、第 2 掌骨近端关节筋结。

1. 第 2 掌骨掌指关节筋结

【位置】在食指桡侧，第 2 掌指关节处（图 3-2）。

【局部解剖】皮肤—皮下组织—手背筋膜—指浅屈肌腱、指深屈肌腱—第 2 掌骨掌指关节。布有桡动脉的指背动静脉及掌侧动静脉，布有桡神经浅支的指背神经分支、正中神经的指掌侧固有神经。筋结在掌指屈肌腱摩擦处。

【主治】第 2 掌骨肌腱炎及腱鞘炎、第 2 掌骨掌指关节炎引起的疼痛、活动受限等。

2. 第 2 掌骨近端关节筋结

【位置】在食指桡侧，第 2 掌骨近端关节处（图 3-2）。

【局部解剖】皮肤—皮下组织—手背筋膜—桡侧腕长伸肌腱—桡侧腕掌韧带—第 2 掌骨。布有桡神经浅支、桡动脉和指背静脉。筋结在第 2 掌骨近端桡侧腕长伸肌止点处。

【主治】第 2 掌骨近端肌腱炎及腱鞘炎、第 2 掌骨近端关节炎、桡侧腕长伸肌劳损引起的近端关节处疼痛、活动受限等。

（二）桡骨茎突筋结

【位置】在腕部桡侧远端，为桡骨远端背外侧的骨性突起（图 3-2）。

【局部解剖】皮肤—皮下组织—前臂筋膜—伸肌支持带—腕桡侧副韧带、手背腕骨间韧带—拇长展肌与拇短伸肌腱鞘—桡骨茎突腱沟—腕关节。布有桡神经浅支（感觉支）、头静脉属支。深部毗邻桡动脉。筋结在桡骨茎突背外侧，对应拇长展肌、拇短伸肌腱鞘（腱沟）及腕桡侧副韧带附着处。

【主治】桡骨茎突狭窄性腱鞘炎、腕桡侧副韧带损伤引起的

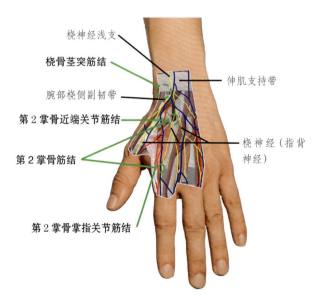

桡神经浅支
桡骨茎突筋结
伸肌支持带
腕部桡侧副韧带
第 2 掌骨近端关节筋结
桡神经（指背神经）
第 2 掌骨筋结
第 2 掌骨掌指关节筋结

图 3-2　第 2 掌骨筋结、桡骨茎突筋结示意图（左）

腕关节尺偏时疼痛、桡神经浅支卡压引起的手背桡侧感觉异常等。

（三）旋前圆肌筋结

旋前圆肌解剖：呈长圆形，起自肱骨内上髁、前臂深筋膜，止于桡骨外侧面中部，组成肘窝的内侧界。有使前臂旋前和屈肘的功能，受正中神经（$C_{6\sim7}$）支配。常见旋前圆肌中筋结、旋前圆肌下筋结。

1. 旋前圆肌中筋结

【位置】在前臂内侧，当尺桡骨间，中上三分之一处（图3-3）。

【局部解剖】皮肤—皮下组织—前臂深筋膜—旋前圆肌—桡骨中段。深部有尺动脉、正中神经。布有前臂内侧皮神经。筋结点在桡侧腕屈肌与旋前圆肌交叉摩擦处。

【主治】旋前圆肌综合征引起的前臂掌侧痛、旋前圆肌劳损或筋膜粘连、正中神经支配区麻木、肘内侧牵涉痛等。

2. 旋前圆肌下筋结

【位置】在前臂近中三分之一交界处，当旋前圆肌下缘（图3-3）。

【局部解剖】皮肤—皮下组织—前臂深筋膜—旋前圆肌。布有尺动静脉、骨间前动静脉。布有正中神经、前臂内侧皮神经。筋结点在旋前圆肌与诸屈肌交界处。

【主治】旋前圆肌劳损、粘连引起的肘部疼痛、前臂疼痛、前臂腕指麻木等。

（四）肱桡滑囊筋结

肱二头肌桡骨囊解剖：为肱二头肌桡骨粗隆与桡骨头之间的滑膜囊。功能为减少肱二头肌腱在肘关节屈伸、旋转过程中与桡骨粗隆之间的摩擦。

【位置】在肱二头肌桡骨滑囊处（图3-3）。

【局部解剖】皮肤—皮下组织—前臂外侧筋膜—肱二头肌腱膜—肱二头肌桡骨滑囊—桡骨粗隆。布有前臂外

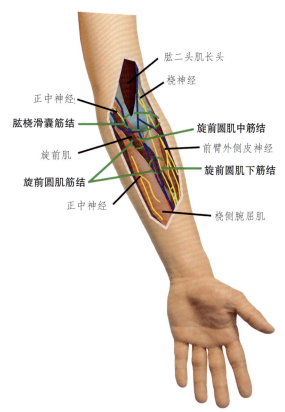

图3-3　旋前圆肌筋结、肱桡滑囊筋结示意图（左）

侧皮神经、深部有桡神经通过。筋结在肱二头肌桡骨滑囊处。

【主治】肱二头肌桡骨滑囊炎、肘关节炎、肘管综合征引起的肘关节疼痛，肘、上臂及肩关节牵引痛。

（五）肱二头肌短头筋结

肱二头肌解剖：长头起于肩胛骨盂上结节，短头起于肩胛骨喙突。长头与短头于臂下部汇合为肌腹，下行至肱骨下端，集成肌腱止于桡骨粗隆。功能为屈肘、使前臂旋后，短头参与肩关节前屈。肱二头肌短头有手阳明经筋线，易形成肱二头肌短头筋结。

【位置】在肩前部，当锁骨中外三分之一交点下缘，肩胛骨喙突尖端处（图3-4）。

【局部解剖】皮肤—皮下组织—胸大肌筋膜—胸大肌—喙肱韧带—肱二头肌短头、喙肱肌—喙突。内侧为胸腔，布有肌皮神经、锁骨上神经。筋结在喙突肱二头肌起点处。

【主治】肱二头肌劳损、肩周炎引起的肩周疼痛、前胸疼痛、胸闷及上肢麻木、外展疼痛等。

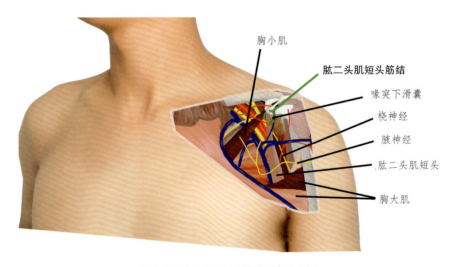

图3-4　肱二头肌短头筋结示意图（左）

（六）肩胛骨脊柱缘筋结

【位置】在肩胛骨内侧缘，肌腱附着处（图3-5）。

【局部解剖】皮肤—皮下组织—斜方肌—胸背筋膜—菱形肌—肩胛骨脊柱缘。布有肩胛背神经、副神经、胸神经后支。深部为胸腔。筋结在肩胛骨脊柱缘菱形肌止点、斜方肌与菱形肌摩擦点处。

【主治】斜方肌及菱形肌劳损、肩背部肌筋膜炎、肩胛骨失稳综合征、肌痉挛引起的胸背疼痛、肩胛内侧痛、胸痛、胸闷、气短等。

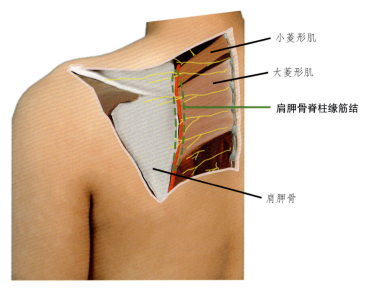

图 3-5　肩胛骨脊柱缘筋结示意图（左）

（七）斜方肌筋结

斜方肌解剖：位于项部和背上部的浅层。以腱膜起自上项线、枕外隆凸、项韧带、第 7 颈椎棘突和全部胸椎棘突，上部纤维斜向外下方，中部纤维平行向外侧，下部纤维斜向外上方，止于锁骨外侧三分之一、肩峰和肩胛冈。功能为拉肩胛骨向脊柱靠拢；上部肌束可上提肩胛骨，下部肌束可下拉肩胛骨。如肩胛骨固定，一侧肌收缩使颈向同侧屈、脸转向对侧，两侧肌同时收缩可使头后仰。该肌瘫痪时产生"塌肩"。受副神经支配。常见斜方肌起点筋结、斜方肌肩胛冈部筋结、斜方肌肩峰止点筋结。

1. 斜方肌起点筋结

【位置】在颈部和背上部的浅层。起自上项线、枕外隆凸、项韧带、第 7 颈椎和全部胸椎棘突（图 3-6）。

【局部解剖】皮肤—皮下组织—颈筋膜浅层—斜方肌起点—头半棘肌、菱形肌—第 7 颈椎至第 12 胸椎棘突。深部是椎管，分布副神经及颈神经前支（$C_{3\sim4}$）、颈神经后支（$C_{2\sim4}$）。筋结点在上项线，枕外隆凸、项韧带及颈胸各棘突斜方肌起点处。

【主治】颈椎病、肩周炎、颈源性头痛、颈胸交界综合征、肌筋膜炎及肌肉劳损引起颈肩部疼痛、斜颈、背痛、肩周疼痛等。

2. 斜方肌肩胛冈部筋结

【位置】在肩后侧，当肩胛冈区（图 3-6）。

【局部解剖】皮肤—皮下组织—斜方肌中部纤维及腱膜—肩胛冈。布有副神经。筋结点在肩胛冈斜方肌深面。

【主治】颈椎病、肩周炎、肩背肌筋膜炎及肌肉劳损引起颈肩部疼痛、斜颈、肩胛痛、肩周疼痛等。

3. 斜方肌肩峰止点筋结

【位置】在肩前部，锁骨外侧三分之一后缘、肩峰外侧缘处（图3-6）。

【局部解剖】皮肤—皮下组织—颈筋膜浅层—肩峰皮下滑囊、斜方肌止点—肩锁关节囊、肩峰。布有锁骨上神经、副神经分支、颈神经前支。深层有肩胛上神经、肩胛横动脉。筋结在斜方肌止点处。

【主治】颈椎病、肩周炎、背肌筋膜炎及肌肉劳损引起颈肩部疼痛、肩胛痛、肩周疼痛等。

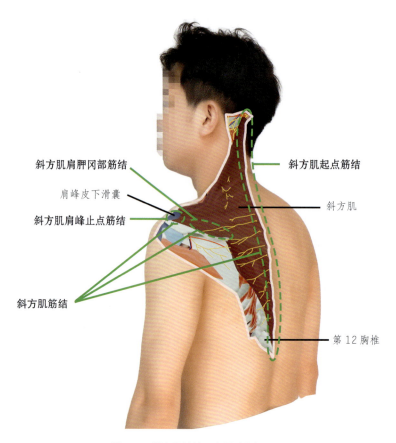

斜方肌肩胛冈部筋结

肩峰皮下滑囊

斜方肌肩峰止点筋结

斜方肌筋结

斜方肌起点筋结

斜方肌

第12胸椎

图3-6　斜方肌筋结示意图（左）

（八）咬肌筋结

咬肌解剖：浅部纤维起于颧弓前三分之二，深部纤维起于颧弓后三分之一及其内面，为强厚的方形肌肉，纤维行向下后方，覆盖下颌支外面，止于下颌支外面及咬肌粗隆。功能为上提下颌骨。受三叉神经支配。常见咬肌起点筋结、咬肌止点筋结。

1. 咬肌起点筋结

【位置】在面部，当颧弓处（图 3-7）。

【局部解剖】皮肤—皮下组织—咬肌筋膜—咬肌起点（颧弓）—颞下颌关节囊。布有咬肌神经、耳颞神经。筋结在颧骨下缘咬肌起点处。

【主治】面瘫、颞下颌关节紊乱、咬肌筋膜炎、磨牙症相关颊部疼痛、咬肌无力引起的张口困难、疼痛及咀嚼无力等。

2. 咬肌止点筋结

【位置】在面部，当下颌支外侧及咬肌粗隆处（图 3-7）。

【局部解剖】皮肤—皮下组织—咬肌筋膜—咬肌止点—下颌骨。布有下颌神经分支、面神经下颌缘支、耳大神经。筋结在下颌角咬肌止点处。

【主治】面神经炎、面瘫、颞下颌关节紊乱、咬肌止点腱膜炎、磨牙症相关颊部疼痛、咬肌无力引起的张口困难、疼痛及牙痛、咀嚼无力等。

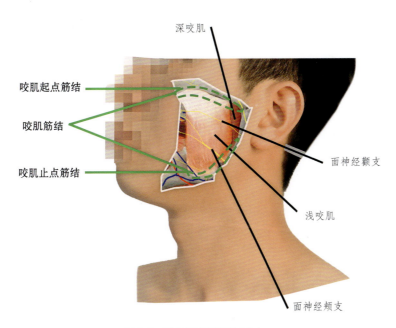

图 3-7　咬肌筋结示意图（左）

第四章 手太阴经筋

一、走行特点

手太阴之筋，起于大指之上，循指上行，结于鱼后；行寸口外侧，上循臂，结肘中；上臑内廉，入腋下，出缺盆，结肩前髃；上结缺盆，下结胸里，散贯贲，合贲下，抵季胁（图4-1）。

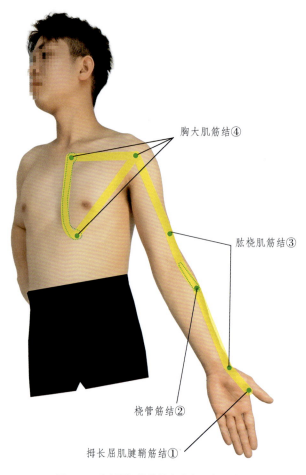

图4-1 手太阴经筋筋结点分布示意图（左）

二、常见筋结解剖定位及主治

（一）拇长屈肌腱鞘筋结

【位置】在手掌部，当第 1 掌指关节处（图 4-2）。

【局部解剖】皮肤—皮下组织—拇长屈肌腱鞘、内外侧籽骨—拇长屈肌腱、拇收肌腱、拇短屈肌腱、拇短展肌腱—第 1 掌指关节。布有指掌侧固有神经、正中神经返支、指掌侧固有动脉。筋结在第 1 掌指关节两籽骨间，拇长屈肌腱鞘处。

【主治】拇长屈肌腱鞘炎、拇指屈曲功能障碍、弹响指引起的拇指关节痛及前臂疼痛、活动受限、抓握无力等。

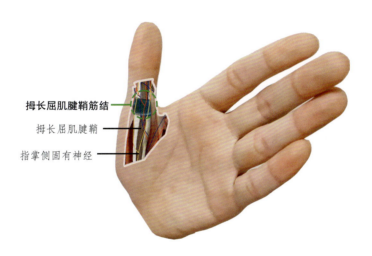

拇长屈肌腱鞘筋结

拇长屈肌腱鞘

指掌侧固有神经

图 4-2　拇长屈肌腱鞘筋结示意图（左）

（二）桡管筋结

桡管解剖：在肘部桡侧，是桡神经深支从肱骨外上髁前方起始，穿过肱桡肌与旋后肌远端边缘穿出处的解剖通道。

【位置】在肘前外侧，起自肱骨外上髁前方，绕桡骨头前外侧，止于旋后肌 Frohse 弓，长约 5cm（图 4-3）。

【局部解剖】皮肤—皮下组织—前臂筋膜—肱桡肌与桡侧腕长伸肌间隙—桡神经深支（骨间后神经）—旋后肌 Frohse 弓—前臂后侧肌。布有桡神经深支（骨间后神经）、桡神经浅支、桡动脉。筋结在桡神经通过处。

【主治】桡管综合征引起的肘外侧深部疼痛、前臂伸肌无力，骨间后神经卡压引起的垂指畸形，旋后肌筋膜高压综合征引起的抗阻旋后痛等。

（三）肱桡肌筋结

肱桡肌解剖：起自肱骨外上髁上方，下三分之一为扁腱，止于桡骨茎突。功能为屈肘关节，当前臂处于旋前位时能使其旋后。受桡神经支配。常见肱桡肌起点筋结、肱桡肌桡骨茎突止点筋结。

1. 肱桡肌起点筋结

【位置】在肱骨外上髁上方（图4-3）。

【局部解剖】皮肤—皮下组织—臂筋膜—肱桡肌起点—肱骨外上髁。布有前臂外侧皮神经、桡神经。筋结在肱桡肌起点处。

【主治】肱桡肌劳损、桡神经浅支卡压综合征、肱桡肌起点腱膜炎、肱骨外上髁炎引起的肘部疼痛，上臂外侧疼痛，前臂疼痛、无力等。

2. 肱桡肌桡骨茎突止点筋结

【位置】在前臂远端桡侧，桡骨茎突基底外侧，肱桡肌止点处（图4-3）。

【局部解剖】皮肤—皮下组织—前臂深筋膜—肱桡肌止点—桡骨茎突。布有桡神经浅支、桡动脉、头静脉。筋结在桡骨茎突的底部外侧肱桡肌止点。

【主治】肱桡肌劳损、桡神经浅支卡压引起的腕部疼痛、活动受限，手指麻木等。

（四）胸大肌筋结

胸大肌解剖：通常称为胸肌，呈扇形。在胸廓的前上部，起自锁骨内侧三分之二段、胸骨前面和第1～6肋软骨前面等，止于肱骨大结节嵴。功能为使肩关节内收、旋内和屈曲。布有胸内侧神经和胸外侧神经。常见胸大肌起点筋结、胸大肌止点筋结。

1. 胸大肌起点筋结

【位置】在前胸部，锁骨内侧三分之二段、胸骨前面和第1～6肋软骨前面等，胸大肌起点处（图4-4）。

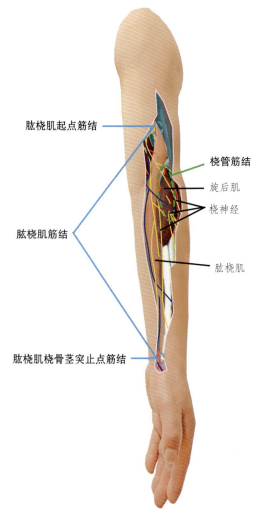

肱桡肌起点筋结

桡管筋结

旋后肌

桡神经

肱桡肌筋结

肱桡肌

肱桡肌桡骨茎突止点筋结

图4-3　桡管筋结、肱桡肌筋结示意图（左）

【局部解剖】皮肤—皮下组织—颈阔肌、胸肌筋膜—胸大肌腱膜。布有相应胸脊神经、锁骨上神经分支。深部为胸腔。筋结点在胸大肌起点腱膜处。

【主治】胸大肌筋膜炎、胸大肌劳损引起的胸痛、胸闷疼痛、上肢麻木无力及外展疼痛。

2. 胸大肌止点筋结

【位置】在肩部，肱骨近端前内侧，胸大肌止点腱膜处（肱骨大结节嵴）（图4-4）。

【局部解剖】皮肤—皮下组织—胸肌筋膜—胸大肌腱膜、肱二头肌长头腱—肱骨大结节嵴。布有胸外侧神经（$C_{5\sim7}$）、胸内侧神经（$C_8\sim T_1$）、胸肩峰动脉、头静脉。筋结在肱骨大结节嵴处。

【主治】肩周炎、胸大肌筋膜炎、胸大肌劳损引起的肩部疼痛、胸痛、胸闷、胸部周围疼痛及上肢麻木无力、外展疼痛。

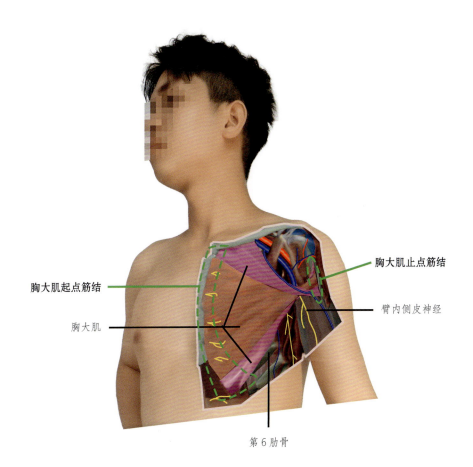

图4-4　胸大肌筋结示意图（左）

第五章 手厥阴经筋

一、走行特点

手心主之筋，起于中指，与太阴之筋并行，结于肘内廉；上臂阴，结腋下；下散前后挟胁。其支者，入腋，散胸中，结于贲（图5-1）。

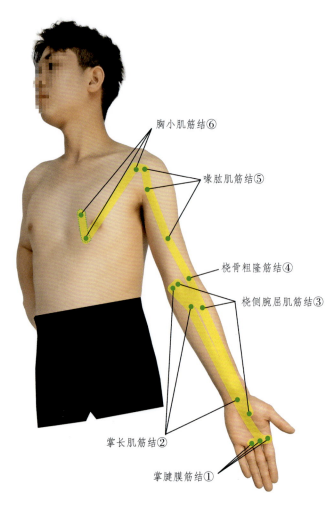

胸小肌筋结⑥

喙肱肌筋结⑤

桡骨粗隆筋结④

桡侧腕屈肌筋结③

掌长肌筋结②

掌腱膜筋结①

图 5-1　手厥阴经筋筋结点分布示意图（左）

二、常见筋结解剖定位及主治

（一）掌腱膜筋结

【位置】在手掌，当第 2 ～ 4 掌指关节掌面处（图 5-2）。

【局部解剖】皮肤—皮下组织—掌腱膜—指蹼韧带—指屈肌腱及腱鞘—掌深横韧带—掌指关节囊—掌指关节。布有指掌固有神经。筋结在各掌指关节浅面掌腱膜处。

【主治】掌腱膜腱鞘炎引起的掌中疼痛、掌指关节疼痛、弹响指等。

（二）掌长肌筋结

掌长肌解剖：在前臂前区浅层，前臂筋膜深面，前臂屈侧的正中间，即桡侧腕屈肌与尺侧腕屈肌之间。掌长肌起于肱骨内上髁、前臂深筋膜，抵止于掌腱膜。功能为屈腕、使掌腱膜紧张。受正中神经支配。常见掌长肌起点筋结、掌长肌与旋前圆肌交叉处筋结、掌长肌腕关节处筋结。

1. 掌长肌起点筋结

【位置】在肱骨内上髁、前臂深筋膜，掌长肌起点处（图 5-2）。

【局部解剖】皮肤—皮下组织—前臂筋膜—尺侧腕屈肌、掌长肌、桡侧腕屈肌、指浅屈肌、旋前圆肌等诸肌腱—尺侧副韧带—肱骨内上髁—肘关节囊。筋结在肱骨内上髁，掌长肌起点处。

【主治】肘关节炎、肱骨内上髁诸肌起点劳损引起的肘关节疼痛、屈腕疼痛、前臂疼痛等。

2. 掌长肌肌腹筋结

【位置】在前臂掌侧面中点，当掌长肌肌腹中段处（图 5-2）。

【局部解剖】皮肤—皮下组织—前臂筋膜—桡侧腕屈肌、掌长肌—指浅屈肌—指深屈肌、拇长屈肌—尺骨、桡骨。布有正中神经。筋结在掌长肌肌腹处。

【主治】掌长肌劳损性疼痛、正中神经卡压引起的前臂疼痛，手指麻木无力、活动受限等。

3. 掌长肌腕关节处筋结

【位置】在腕横纹近端，掌长肌腱止点处（图 5-2）。

【局部解剖】皮肤—掌长肌腱—掌腱膜。布有正中神经掌支。筋结在掌长肌腱止点处。

【主治】掌长肌腱腱鞘炎、腕关节损伤引起的腕关节疼痛、手掌疼痛、手指麻木

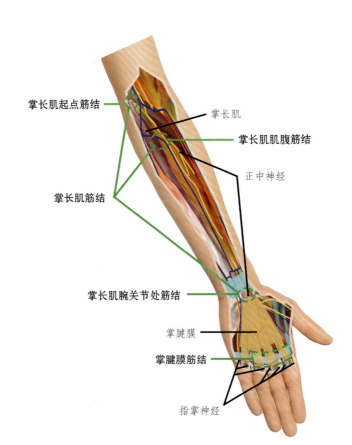

掌长肌起点筋结

掌长肌

掌长肌肌腹筋结

正中神经

掌长肌筋结

掌长肌腕关节处筋结

掌腱膜

掌腱膜筋结

指掌神经

图 5-2　掌腱膜筋结、掌长肌筋结示意图（左）

无力等。

（三）桡侧腕屈肌筋结

桡侧腕屈肌解剖：呈梭形，在旋前圆肌内侧，起点为肱骨内上髁、前臂深筋膜，止于第 2 掌骨底掌面。功能为屈曲和外展腕关节、屈肘关节。受正中神经支配。常见桡侧腕屈肌起点筋结、桡侧腕屈肌与旋前圆肌交叉处筋结、桡侧腕屈肌止点筋结。

1. 桡侧腕屈肌起点筋结

【位置】在肱骨内上髁及前臂深筋膜，桡侧腕屈肌起点处（图 5-3）。

【局部解剖】皮肤—皮下组织—前臂筋膜—尺侧腕屈肌、掌长肌、桡侧腕屈肌、指浅屈肌、旋前圆肌等诸肌腱—尺侧副韧带—肱骨内上髁—肘关节囊。布有正中神经、前臂内侧皮神经。筋结在肱骨内上髁桡侧腕屈肌起点处。

【主治】肘关节炎、肱骨内上髁诸肌起点劳损引起的肘关节疼痛、屈腕疼痛、前臂疼痛等。

2. 桡侧腕屈肌与旋前圆肌相邻处筋结

【位置】在前臂掌侧面中部（图 5-3）。

【局部解剖】皮肤—皮下组织—前臂筋膜—桡侧腕屈肌、旋前圆肌—指浅屈肌、指深屈肌、拇长屈肌—尺骨、桡骨。布有正中神经、前臂内侧皮神经。深处为尺动脉及其分支、尺静脉、前臂正中静脉。筋结在桡侧腕屈肌肌腹与旋前圆肌相邻处。

【主治】前臂肌劳损、正中神经卡压引起的前臂痛及手指麻木无力、活动受限等。

3. 桡侧腕屈肌止点筋结

【位置】在第 2 掌骨近端，第 2 掌骨底桡侧腕屈肌止点处（图 5-3）。

【局部解剖】皮肤—皮下组织—桡侧腕屈肌止点—第 2 掌骨。筋结在桡侧腕屈肌止点处。布有正中神经及其分支。

【主治】桡侧腕屈肌腱鞘炎引起的掌中疼痛、掌指关节疼痛、弹响指等。

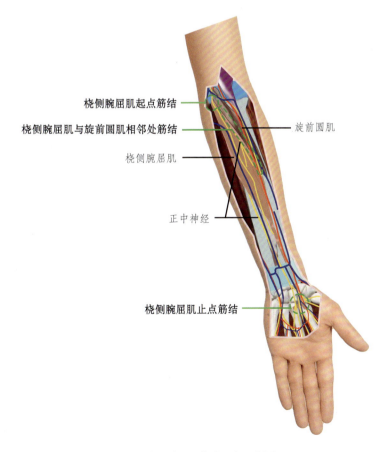

图 5-3　桡侧腕屈肌筋结示意图（左）

（四）桡骨粗隆筋结

【位置】在前臂外侧，当桡骨粗隆处（图5-4）。

【局部解剖】皮肤—皮下组织—前臂筋膜—旋前圆肌浅层纤维、肱二头肌腱—肱二头肌腱下滑囊—桡骨粗隆。布有桡神经深支（骨间后神经）、前臂外侧皮神经。筋结在肱二头肌腱下滑囊处。

【主治】肘关节劳损、肱二头肌腱滑囊炎、前臂疾病引起的前臂疼痛及肘关节疼痛、活动受限等。

（五）喙肱肌筋结

喙肱肌解剖：在上臂前内侧，与肱二头肌共腱。起于肩胛骨喙突前内侧，向内下方走行，止于肱骨中部内侧。功能为协助肩关节屈曲、内收。常见喙肱肌起点筋结、喙肱肌与肩胛下肌交叉处筋结、喙肱肌止点筋结。

1.喙肱肌起点筋结

【位置】在肩前部，肩胛骨喙突处（图5-5）。

【局部解剖】皮肤—皮下组织—锁胸筋膜或三角肌筋膜—胸大肌—胸小肌、喙肱肌、肱二头肌短头—喙突下滑囊—喙突。布有胸外侧神经、肌皮神经及锁骨上神经分支。筋结在肩胛骨喙突，喙肱肌起点处。

【主治】肩周炎、喙肱肌劳损引起的肩周疼痛、前胸疼痛、胸闷及上肢麻木无力、外展疼痛。

2.喙肱肌与肩胛下肌交汇处筋结

【位置】在腋前部，当喙肱肌肌腹与肩胛下肌前缘交汇处（图5-5）。

【局部解剖】皮肤—皮下组织—深筋

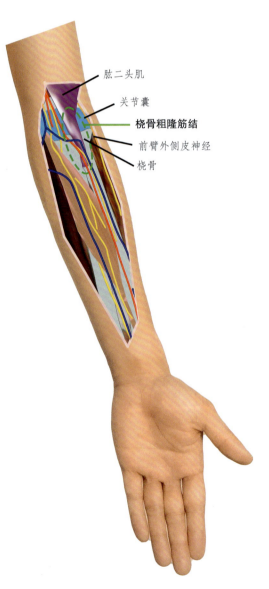

肱二头肌

关节囊

桡骨粗隆筋结

前臂外侧皮神经

桡骨

图5-4　桡骨粗隆筋结示意图（左）

膜—喙肱肌—肩胛下肌腱及滑囊—肱骨。内侧有腋动脉、腋静脉、臂丛神经及其分支。布有肌皮神经、正中神经及臂丛后束分支。浅层筋结在喙肱肌肌腹层与肩胛下肌交汇处。

【主治】肩周炎、喙肱肌劳损引起的肩周疼痛、前胸疼痛及上肢麻木无力、外展疼痛。

3.喙肱肌止点筋结

【位置】在上臂部，肱骨中部内侧（图5-5）。

【局部解剖】皮肤—皮下组织—臂筋膜—肱二头肌—肱肌、喙肱肌—肱骨。布有前臂外侧皮神经及肌皮神经分支。筋结在喙肱肌止点处。

【主治】喙肱肌损伤引起的上臂疼痛及上肢麻木无力、外展疼痛等。

（六）胸小肌筋结

胸小肌解剖：在胸大肌深层，起点为第3～5肋骨前面，止点为肩胛骨喙突。臂丛神经从喙突内下穿过。功能为拉肩胛骨向前下方；当肩胛骨固定时，可上提第3～5肋助吸气。常见胸小肌起点筋结、胸小肌止点筋结。

1.胸小肌起点筋结

【位置】在胸部，当第3～5肋骨与肋软骨结合部（图5-5）。

【局部解剖】皮肤—皮下组织—胸大肌—胸小肌—肋骨、肋软骨。布有胸神经前皮支（$T_{3\sim5}$）及胸内侧神经。筋结在胸小肌于第3～5肋骨与肋软骨结合部起点处。

【主治】胸小肌劳损引起的胸痛、胸闷、颈肩疼痛、上肢麻木等。

2.胸小肌止点筋结

【位置】在肩前部，肩胛骨喙突处（图5-5）。

【局部解剖】皮肤—皮下组织—胸大肌—锁胸筋膜—胸小肌—喙突下囊—喙突。布有胸内侧神经、臂丛内侧束，深处有腋动静脉。深部为胸腔。筋结在喙突胸小肌止点处。

【主治】喙突下囊炎、胸小肌止点炎、胸小肌综合征及胸小肌劳损引起的胸痛、胸闷、颈肩疼痛、上肢麻木等。

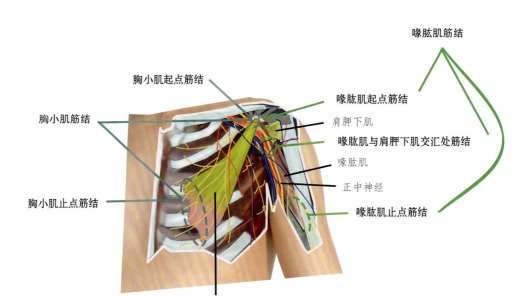

图5-5 喙肱肌筋结、胸小肌筋结示意图（左）

第六章　手少阴经筋

一、走行特点

手少阴之筋，起于小指之内侧，结于锐骨，上结肘后廉；上入腋，交太阴，伏乳里，结于胸中，循贲，下系于脐（图6-1）。

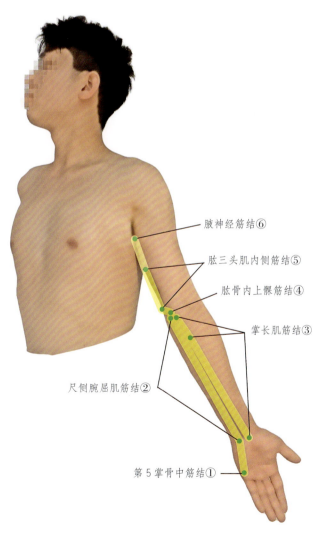

腋神经筋结⑥

肱三头肌内侧筋结⑤

肱骨内上髁筋结④

掌长肌筋结③

尺侧腕屈肌筋结②

第5掌骨中筋结①

图6-1　手少阴经筋筋结点分布示意图（左）

二、常见筋结解剖定位及主治

（一）第 5 掌骨中筋结

【位置】在第 5 掌指关节掌侧面（图 6-2）。

【局部解剖】皮肤—皮下组织—掌腱膜—掌骨浅横韧带、小指短屈肌—指屈肌腱鞘—指浅屈肌腱、指深屈肌腱—第 5 掌指关节。布有尺神经浅支的指掌侧固有神经及掌浅弓的指掌侧固有动脉。筋结在指屈肌腱腱鞘层。

【主治】第 5 掌指关节腱鞘炎引起的第 5 掌指关节疼痛、活动受限及小指麻木等。

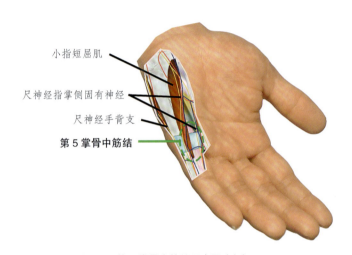

小指短屈肌

尺神经指掌侧固有神经

尺神经手背支

第 5 掌骨中筋结

图 6-2　第 5 掌骨中筋结示意图（左）

（二）尺侧腕屈肌筋结

尺侧腕屈肌解剖：起点为肱骨内上髁、前臂深筋膜、尺骨鹰嘴内侧及尺骨后缘近端的三分之二，有时还起于尺侧腕屈肌和指浅屈肌之间的肌间隔和从冠突来的肌束。它是一条长形的半羽状肌，肌纤维逐渐汇聚到远端形成肌腱。该肌腱穿过屈肌支持带的一个特定管道，最终止于豌豆骨、第 5 掌骨及钩骨。功能为屈腕。受尺神经支配。常见尺侧腕屈肌起点筋结、尺侧腕屈肌止点筋结。

1. 尺侧腕屈肌起点筋结

【位置】在肘关节尺侧，尺侧腕屈肌起点处（图 6-3）。

【局部解剖】皮肤—皮下组织—臂筋膜—尺侧腕屈肌腱、掌长肌腱、桡侧腕屈肌腱、指浅屈肌腱、旋前圆肌腱、肘肌—尺侧副韧带—肘关节囊—肱骨内上髁、尺骨。筋结在肱骨内上髁、尺骨鹰嘴及尺骨后缘近端，尺侧腕屈肌起点处。

【主治】肘关节炎、肱骨内上髁诸肌起点劳损引起的肘关节疼痛、屈腕疼痛、前臂疼痛等。

2. 尺侧腕屈肌止点筋结

【**位置**】在腕部掌侧，腕横纹尺侧端，尺侧腕屈肌止点处（图6-3）。

【**局部解剖**】皮肤—皮下组织—前臂筋膜—尺侧腕屈肌腱—豌豆骨。布有尺神经浅支、尺动脉、尺静脉。筋结在腕部尺侧，尺侧腕屈肌止点处。

【**主治**】腕尺管综合征、尺侧腕屈肌腱炎或腱鞘炎、豆三角关节病变、腕关节损伤引起的腕关节疼痛、无力及手指麻木等。

（三）掌长肌筋结（见第五章手厥阴经筋）

（四）肱骨内上髁筋结

【**位置**】在肘关节内侧，前臂屈肌总腱附着点处（图6-3）。

【**局部解剖**】皮肤—皮下组织—前臂筋膜—屈肌总腱（尺侧腕屈肌、桡侧腕屈肌、掌长肌、旋前圆肌共同起点）—肱骨内上髁。布有前臂内侧皮神经，深层毗邻尺神经。筋结多见于屈肌总腱肱骨内上髁附着处。

【**主治**】肱骨内上髁诸屈肌肌腱炎、肘关节炎、肘管综合征引起的肘关节疼痛、屈腕疼痛、前臂疼痛、前臂旋前及屈腕功能障碍等。

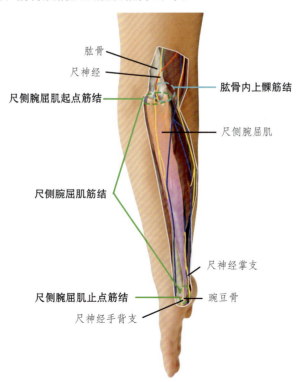

图6-3　尺侧腕屈肌筋结、肱骨内上髁筋结示意图（左）

（五）肱三头肌内侧筋结

肱三头肌解剖：在上臂后侧，分为长头、内侧头和外侧头。长头居中，起于肩胛骨的盂下结节。肌束下行，经小圆肌前、大圆肌后，位于外侧头内侧，并掩盖部分内侧头。外侧头起自肱骨后面上方的外侧，桡神经沟以上区域和外侧肌间隔上部。上部居于长头的外侧，下部遮盖内侧头的一部分。内侧头起于肱骨后面桡神经沟以下区域及内、外侧肌间隔。内侧头位置最深，仅下部在长头的内侧和外侧头的外侧，位居皮下。三个头共同汇成扁腱，止于尺骨鹰嘴上缘，腱与鹰嘴间存在鹰嘴腱下囊，皮下有鹰嘴皮下囊，内侧头深面有少量肌纤维抵止于肘关节囊后方。功能为伸肘关节，同时通过长头使肩关节后伸及内收。常见肱三头肌内侧起点筋结、肱三头肌止点滑囊筋结。

1.肱三头肌内侧起点筋结

【位置】在上臂后内侧，肱骨后侧面，当肱三头肌内侧头起点前（图6-4）。

【局部解剖】皮肤—皮下组织—臂筋膜—肱三头肌内侧头肌腱—桡神经沟—肱骨。筋结在肱三头肌内侧头起点肌腱或肌腹深部，或在下方的桡神经沟处。

【主治】肩周炎、肱三头肌劳损、桡神经损伤引起的上臂疼痛、肘后伸无力、肩周疼痛、颈肩疼痛等。

2.肱三头肌止点滑囊筋结

【位置】在肘部，当尺骨鹰嘴上缘处（图6-4）。

【局部解剖】皮肤—皮下组织—臂筋膜—肱三头肌腱—鹰嘴腱下囊—尺骨鹰嘴。布有臂后皮神经。筋结在肱三头肌止点皮下囊处。

【主治】肱三头肌滑囊炎、肘关节炎、肱三头肌腱止点炎、肘后撞击综合征引起的肘关节疼痛、前臂疼痛等、屈腕疼痛、手指麻木。

（六）腋神经筋结

【位置】在腋窝顶部，当腋动脉搏动处（图6-5）。

【局部解剖】皮肤—皮下组织—腋筋膜。布有臂内侧皮神经、臂丛神经、部分肋间神经的外侧支。深部有腋动脉、腋静

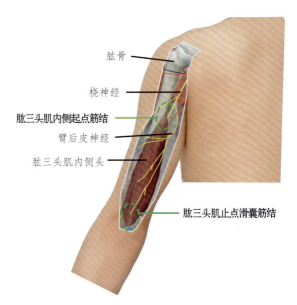

肱骨
桡神经
肱三头肌内侧起点筋结
臂后皮神经
肱三头肌内侧头
肱三头肌止点滑囊筋结

图6-4　肱三头肌内侧筋结示意图（左）

脉，内侧为胸腔。筋结在腋筋膜层。

【**主治**】肩周炎、腋部神经卡压引起的肩关节疼痛，颈肩臂麻木、疼痛无力，手指及腕臂异样感。

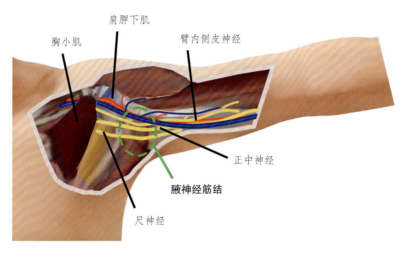

图 6-5　腋神经筋结示意图（左）

第七章　足太阳经筋

一、走行特点

足太阳之筋，起于足小指，上结于踝；邪上结于膝；其下循足外踝，结于踵；上循跟，结于腘；其别者，结于腨外。上腘中内廉，与腘中并，上结于臀。上挟脊上项。其支者，别入结于舌本。其直者，结于枕骨；上头下颜，结于鼻。其支者，为目上纲，下结于顽。其支者，从腋后外廉，结于肩髃。其支者，入腋下，上出缺盆，上结于完骨。其支者，出缺盆，邪上出于顽（图7-1）。

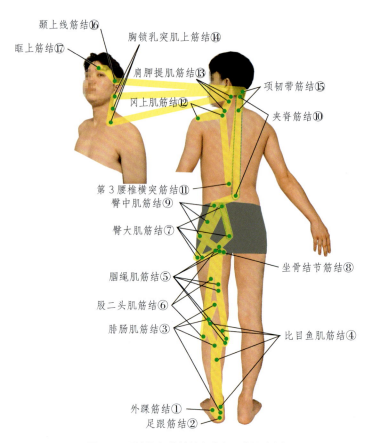

图7-1　足太阳经筋筋结点分布示意图（左）

二、常见筋结解剖定位及主治

（一）外踝筋结

【位置】在外踝后侧及下侧，足太阳经筋循行处（图7-2）。

【局部解剖】皮肤—皮下组织—小腿筋膜—腓骨肌上支持带、腓骨肌下支持带—腓骨肌腱总腱鞘（含腓骨长肌腱、腓骨短肌腱）—腓骨肌腱沟—跟腓韧带。布有腓肠神经跟外侧支及腓浅神经分支。筋结常在腓骨肌腱总腱鞘处。

【主治】踝关节扭伤、腓骨长肌腱及腓骨短肌腱腱鞘炎引起的踝外侧疼痛、足外侧疼痛、小腿外侧疼痛、膝部疼痛、足背麻痛等。

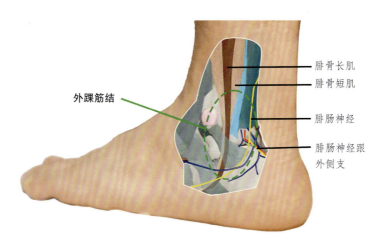

图7-2　外踝筋结示意图（左）

（二）足跟筋结

【位置】在足跟后部，跟骨结节处（图7-3）。

【局部解剖】皮肤—皮下组织—跟骨后滑囊—跟腱止点。布有腓肠神经跟外侧支、胫神经跟内侧支。浅层筋结在跟骨结节皮下滑囊处，深层筋结在跟腱止点处。

【主治】足跟骨刺、跟腱炎引起的踝疼痛、足跟疼痛、小腿后侧疼痛、腘窝疼痛等。

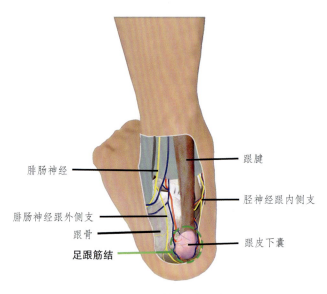

腓肠神经

跟腱

胫神经跟内侧支

腓肠神经跟外侧支

跟骨

足跟筋结

跟皮下囊

图 7-3　足跟筋结示意图（左）

（三）腓肠肌筋结

腓肠肌解剖：在小腿后侧，起点分为内侧头和外侧头，内侧头起自股骨内侧髁后上部，收肌结节后方及腘面内侧髁上方；外侧头起自股骨外侧髁外侧面及髁上线下份。两个头约在小腿中点汇合下移行为肌腱，该肌腱再与比目鱼肌腱联合，构成粗大的跟腱，抵止于跟骨结节。与比目鱼肌构成小腿三头肌，收缩时屈踝关节和膝关节，站立时防止身体前倾。常见腓肠肌起点滑囊筋结、胫神经入肌点筋结、腓肠肌肌腹筋结、腓肠肌止点滑囊筋结。

1. 腓肠肌起点滑囊筋结

【位置】在腘窝内侧或外侧，股骨髁后上方处（图 7-4）。

【局部解剖】皮肤—皮下组织—腘筋膜—腓肠肌内侧头、外侧头—滑囊—股骨髁。布有胫神经。筋结在腓肠肌内侧头、外侧头起点及滑囊处。

【主治】腓肠肌－半膜肌滑囊炎引起的腘窝内侧肿胀、压痛，腓肠肌起点腱病引起的屈膝或跖屈时疼痛等。

2. 胫神经入肌点筋结

【位置】在腘窝内腓肠肌内侧头（外侧头）近端，胫神经肌支穿入肌肉处（图 7-4）。

【局部解剖】皮肤—皮下组织—腘筋膜—腓肠肌—胫神经肌支—肌肉深层。布有胫神经肌支。筋结在胫神经肌支穿入腓肠肌处。

【主治】腓肠肌劳损、痉挛及胫神经肌支卡压引起的小腿后侧放射痛、足底麻木等。

3. 腓肠肌肌腹筋结

【位置】在小腿后侧，腓肠肌肌腹中央凹陷中（图7-4）。

【局部解剖】皮肤—皮下组织—小腿筋膜—腓肠肌肌腹联合处。布有胫神经肌支。筋结在腓肠肌肌腹联合处。

【主治】腓肠肌劳损、痉挛抽搐、麻痹引起的小腿后侧疼痛、夜间抽筋、小腿无力等。

4. 腓肠肌止点滑囊筋结

【位置】在足跟后部，跟骨后结节与跟腱之间，或跟腱与皮肤之间（图7-4）。

【局部解剖】皮肤—皮下组织—跟腱—跟骨后滑囊—跟骨后结节。筋结在跟腱深面腱下滑囊处。

【主治】跟腱止点腱病、跟骨后滑囊炎、跟腱皮下囊炎引起的踝疼痛、足跟疼痛、小腿后侧疼痛等。

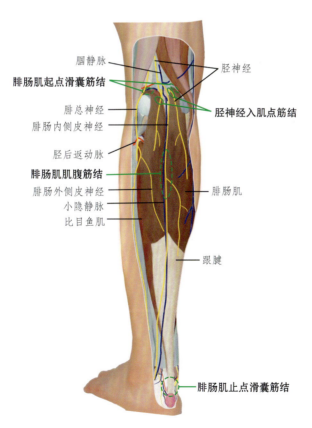

图7-4 腓肠肌筋结示意图（左）

（四）比目鱼肌筋结

比目鱼肌解剖：在腓肠肌深面，起点分为内侧头和外侧头，两个头之间有腱弓相连，外侧头起自腓骨头和腓骨体的上三分之一，内侧头起自胫骨的比目鱼肌线和内侧缘的上部。向下逐渐移行为一宽腱，腱位于肌的后面，并与腓肠肌腱靠近，向下则相互联合成跟腱，止于跟骨结节。比目鱼肌有协助腓肠肌使足跖屈的功能。常见比目鱼肌起点筋结、比目鱼肌与跟腱连结处筋结、比目鱼肌止点筋结。

1. 比目鱼肌起点筋结

【位置】在小腿后侧，腘窝下缘比目鱼肌内侧头和外侧头起点处（图 7-5）。

【局部解剖】皮肤—皮下组织—小腿筋膜—腓肠肌内侧头和外侧头—比目鱼肌内侧头和外侧头。布有胫神经（$L_4 \sim S_2$）、胫后动脉。筋结在比目鱼肌内侧头和外侧头起点处。

【主治】比目鱼肌劳损、痉挛引起的膝关节疼痛、小腿疼痛、踝关节疼痛、腿无力等。

2. 比目鱼肌与跟腱连结处筋结

【位置】在小腿后侧，小腿三头肌肌束与跟腱连结处（图 7-5）。

【局部解剖】皮肤—皮下组织—小腿筋膜—腓肠肌、比目鱼肌、跟腱。布有胫神经肌支。深层有胫神经。筋结在比目鱼肌与跟腱连结处。

【主治】比目鱼肌劳损、痉挛、肌腱炎引起的腿疼痛、足跟疼痛、腘窝疼痛、小腿无力等。

3. 比目鱼肌止点筋结

【位置】在足跟后部，跟骨结节比目鱼肌止点处（图 7-5）。

【局部解剖】皮肤—皮下组织—跟骨后滑囊—跟腱止点—跟骨。布有腓肠神经跟外侧支及跟内侧支。筋结在跟骨结节比目鱼肌止点处。

【主治】跟腱炎引起的踝疼痛、足跟疼痛、小腿后侧疼痛等。

（五）腘绳肌筋结

腘绳肌解剖：腘绳肌包括半腱肌、半膜肌、股二头肌长头。腘绳肌有后伸髋、屈膝的功能。常见半腱肌筋结、半膜肌筋结。

1. 半腱肌筋结

半腱肌：起自坐骨结节后上方外侧面，止于胫骨上端内侧，其作用为伸髋、屈膝并使膝微内旋，由坐骨神经支配。常见筋结有半腱肌起点筋结、半腱肌神经入肌点筋结、半腱肌止点筋结。

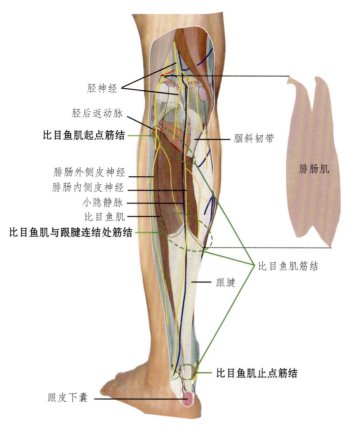

胫神经

胫后返动脉

比目鱼肌起点筋结

腘斜韧带

腓肠外侧皮神经
腓肠内侧皮神经
小隐静脉
比目鱼肌

腓肠肌

比目鱼肌与跟腱连结处筋结

比目鱼肌筋结

跟腱

比目鱼肌止点筋结

跟皮下囊

图 7-5　比目鱼肌筋结示意图（左）

（1）半腱肌起点筋结。

【位置】在臀后侧，坐骨结节外侧缘处（图 7-6）。

【局部解剖】皮肤—皮下组织—臀大肌—坐骨结节滑囊—半腱肌起点—坐骨结节。布有坐骨神经、臀下皮神经。筋结在坐骨结节半腱肌起点处。

【主治】半腱肌痉挛、劳损及坐骨神经痛引起的臀后疼痛、股后侧疼痛、膝关节疼痛、下肢麻痹无力等。

（2）半腱肌神经入肌点筋结。

【位置】在股后区半腱肌神经入肌点区（图 7-6）。

【局部解剖】皮肤—皮下组织—阔筋膜—半腱肌—坐骨神经肌支—股骨后侧。布有股后皮神经、坐骨神经半腱肌支，深层有坐骨神经干、股动脉和股静脉。筋结在坐骨神经半腱肌支入肌点处。

【主治】半腱肌筋膜疼痛综合征、坐骨神经肌支激惹、半腱肌痉挛、劳损引起的大腿后侧疼痛、膝关节疼痛、臀后疼痛、下肢麻痹无力等。

（3）半腱肌止点筋结。

【位置】在胫骨近端内侧（鹅足腱），与缝匠肌、股薄肌共同止于胫骨内侧髁前下处（图7-6）。

【局部解剖】皮肤—皮下组织—阔筋膜—鹅足腱—鹅足滑囊—胫骨内侧髁。布有隐神经。筋结多见于鹅足滑囊或半腱肌腱止点处。

【主治】半腱肌止点滑囊炎、劳损引起的大腿后侧疼痛、膝关节疼痛、臀后疼痛等。

2. 半膜肌筋结

半膜肌：半膜肌起自坐骨结节后上方外侧面，止于胫骨内侧髁后面，作用为伸髋屈膝并微内旋，由坐骨神经支配。常见半膜肌起点筋结、半膜肌神经入肌点筋结、半膜肌止点筋结。

（1）半膜肌起点筋结。

【位置】在臀后侧，臀横纹中点内上方，坐骨结节后上方外侧面处（图7-6）。

【局部解剖】皮肤—皮下组织—臀大肌—坐骨结节滑囊—半膜肌起点—坐骨结节。布有坐骨神经、臀下皮神经。筋结在坐骨结节半膜肌起点处。

【主治】半膜肌痉挛、劳损及坐骨神经痛引起的臀后疼痛、股后侧疼痛、膝关节疼痛、下肢麻痹无力等。

（2）半膜肌神经入肌点筋结。

【位置】在股后内侧方，半膜肌神经入肌点区（图7-6）。

【局部解剖】皮肤—皮下组织—阔筋膜—半膜肌—胫神经分支（半膜肌支）—股骨后侧。布有坐骨神经半膜肌支，深层有坐骨神经干、股动静脉。筋结在坐骨神经半膜肌支入肌点处。

【主治】半膜肌痉挛、劳损及神经卡压引起的大腿后侧疼痛、膝关节疼痛、臀后疼痛、腿麻痹无力等。

（3）半膜肌止点筋结。

【位置】在胫骨内侧髁后面（图7-6）。

【局部解剖】皮肤—皮下组织—腘筋膜—腓肠肌内侧头—半膜肌腱—腘斜韧带—胫骨内侧髁后部。布有隐神经。筋结多见于半膜肌腱止点或腘斜韧带起点处。

【主治】半膜肌止点腱病、腘斜韧带滑囊炎、劳损引起的大腿后侧疼痛、膝关节疼痛、腿麻痹无力等。

（六）股二头肌筋结

股二头肌：长头起自坐骨结节，短头起自股骨粗线，止于腓骨头。功能为屈膝关节、伸髋关节，使已屈的膝关节旋外，由坐骨神经支配。常见股二头肌长头起点筋结、股二头肌长头神经入肌点筋结、股二头肌止点筋结。

1. 股二头肌长头起点筋结

【位置】在坐骨结节及股骨粗线股二头肌起点处（图7-6）。

【局部解剖】皮肤—皮下组织—臀大肌—股二头肌长头—坐骨结节滑囊—坐骨结节。布有臀下皮神经、胫神经。筋结在股二头肌长头起点处。

【主治】坐骨结节滑囊炎、股二头肌痉挛、劳损及坐骨神经痛引起的臀后疼痛、腰痛、股后侧疼痛、膝关节疼痛、下肢麻痹无力等。

2. 股二头肌长头神经入肌点筋结

【位置】在股后外侧方，股二头肌神经入肌点处（图7-6）。

【局部解剖】皮肤—皮下组织—阔筋膜—股二头肌神经入肌点—股二头肌。布有坐骨神经股二头肌长头支。筋结在股二头肌神经入肌点处。

【主治】股二头肌痉挛、劳损及神经卡压引起的腿后侧疼痛、膝关节疼痛、臀后疼痛、腿麻痹无力等。

3. 股二头肌止点筋结

【位置】在腓骨头，股二头肌止点处（图7-6）。

【局部解剖】皮肤—皮下组织—小腿筋膜—股二头肌腱—腓骨囊—腓骨。布有腓总神经及其分支。筋结在腓骨头股二头肌止点处。

【主治】股二头肌止点滑囊炎、神经卡压引起的膝关节疼痛、活动受限及腿麻痹无力等。

（七）臀大肌筋结

臀大肌解剖：略呈四边形，起自髂骨翼外面、骶骨背面，肌束斜向外下方，止于髂胫束和臀肌粗隆。收缩时使髋关节内收和旋外，下肢固定时防止肢体前倾。常见臀大肌起缘筋结、臀大肌止点筋结。

1. 臀大肌起缘筋结

【位置】在髂骨翼外面、骶骨背面臀大肌起点处（图7-7）。

【局部解剖】皮肤—皮下组织—臀筋膜—臀大肌。布有臀上皮神经皮臀下神经。筋结在臀大肌起缘处。

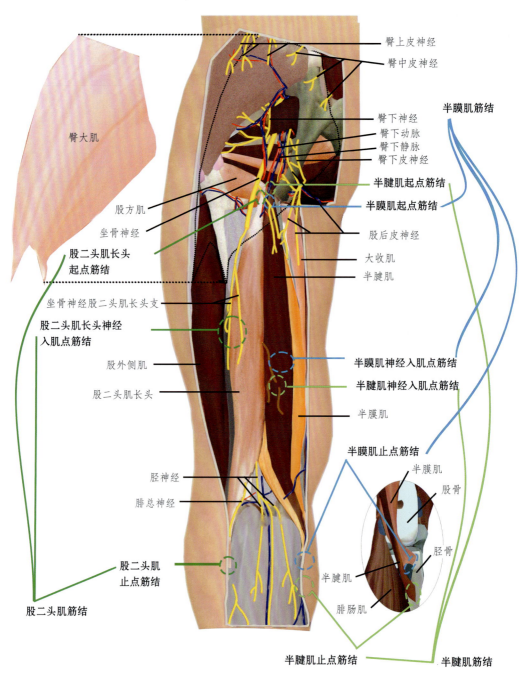

臀大肌

臀上皮神经

臀中皮神经

半膜肌筋结

臀下神经

臀下动脉

臀下静脉

臀下皮神经

半腱肌起点筋结

半膜肌起点筋结

股方肌

坐骨神经

股后皮神经

大收肌

半腱肌

股二头肌长头
起点筋结

坐骨神经股二头肌长头支

股二头肌长头神经
入肌点筋结

股外侧肌

半膜肌神经入肌点筋结

半腱肌神经入肌点筋结

半膜肌

股二头肌长头

半膜肌止点筋结

半膜肌

股骨

胫神经

腓总神经

胫骨

股二头肌
止点筋结

半腱肌

腓肠肌

股二头肌筋结

半腱肌止点筋结

半腱肌筋结

图 7-6 腘绳肌筋结、股二头肌筋结示意图（左）

【主治】臀大肌损伤、臀大肌起点腱病引起的骶髂区疼痛，久坐或后伸髋时加重，胸腰筋膜劳损引起腰痛放射至臀部等。

2. 臀大肌止点筋结

【位置】在股后侧，髂胫束和臀肌粗隆臀大肌止点处（图 7-7）。

【局部解剖】皮肤—皮下组织—臀筋膜—臀大肌、髂胫束、臀肌粗隆—胫骨、股骨。布有臀下神经。筋结在臀大肌止点处。

【主治】髂胫束摩擦综合征引起的膝关节外侧疼痛，臀肌粗隆滑囊炎引起的股骨大转子后方压痛，臀大肌损伤引起的腰臀疼痛，腰痛向下肢外侧放射等。

（八）坐骨结节筋结

【位置】在臀后侧，坐骨结节体表投影区（臀大肌下缘可触及骨性突起）（图7-7）。

【局部解剖】皮肤—皮下组织—臀筋膜—臀大肌—坐骨结节滑囊—腘绳肌共同起点（半腱肌、半膜肌、股二头肌长头）—坐骨结节。布有坐骨神经、臀下皮神经、阴部神经。筋结在坐骨结节腱抵止点处。

【主治】坐骨神经痛及腰骶神经根炎引起的臀后疼痛、腰痛、股后侧疼痛、膝关节疼痛、下肢麻痹无力等。

（九）臀中肌筋结

臀中肌解剖：在臀大肌深层，起点位于髂骨翼外面，止点位于股骨大转子。其为髋关节的外展肌，单足持重时，对固定骨盆起重要作用。另外，在髋关节伸和旋前动作中起重要作用。受臀上神经支配。分为臀中肌起缘筋结、臀中肌肌腹筋结、臀中肌止点筋结。

1. 臀中肌起缘筋结

【位置】在髋部，当髂骨翼外侧，臀中肌起缘处（图7-7）。

【局部解剖】皮肤—皮下组织—臀筋膜—臀大肌、臀中肌—髂骨翼。布有臀上皮神经（$L_{1\sim3}$）、臀上神经（$L_4\sim S_1$）。筋结在当髂骨翼外侧，臀中肌起缘处。

【主治】髂胫束紧张代偿性疼痛，臀中肌起点腱病，臀中肌损伤、臀上皮神经损伤引起的腰痛、髋部疼痛、腰臀疼痛向下肢放散射、膝关节疼痛等。

2. 臀中肌肌腹筋结

【位置】在髋部，当髂骨翼外侧，臀中肌肌腹处（图7-7）。

【局部解剖】皮肤—皮下组织—臀筋膜—臀大肌、臀中肌、臀小肌—髂骨翼。布有臀上皮神经、臀上神经。筋结在臀中肌肌腹处。

【主治】臀上神经卡压，臀中肌筋膜疼痛综合征，臀中肌损伤、臀上皮神经损伤引起的腰痛、髋部疼痛、腰臀疼痛向下肢放射、大腿外侧痛、膝关节疼痛等。

3. 臀中肌止点筋结

【位置】在髋部，当股骨大转子外侧面处（图7-7）。

【局部解剖】皮肤—皮下组织—臀筋膜—臀中肌腱—大转子滑囊—股骨大转子。布有臀上神经。筋结在股骨大转子臀中肌止点处。

【主治】大转子滑囊炎、臀中肌损伤、臀中肌腱止点炎、臀上皮神经损伤、臀上神经损伤引起的髋部疼痛、腰臀疼痛向小腿放射、下肢麻痹无力等。

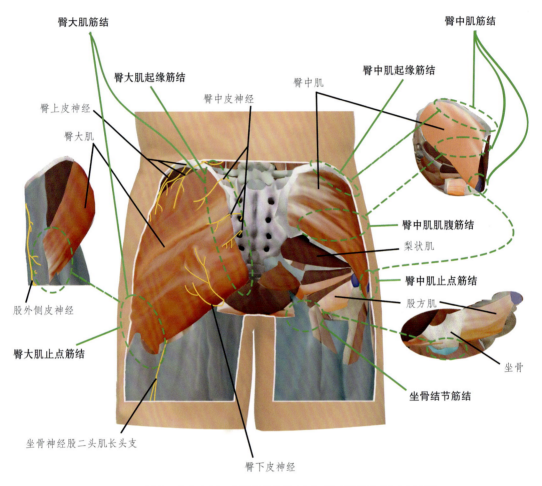

臀大肌筋结　臀中肌筋结　臀大肌起缘筋结　臀中肌起缘筋结　臀中肌　臀中皮神经　臀上皮神经　臀大肌　股外侧皮神经　臀中肌肌腹筋结　梨状肌　臀中肌止点筋结　股方肌　臀大肌止点筋结　坐骨　坐骨神经股二头肌长头支　臀下皮神经　坐骨结节筋结

图7-7　臀大肌筋结（左）、坐骨结节筋结（右）、臀中肌筋结（右）示意图

（十）夹脊筋结

【位置】在背腰部，当第1颈椎至第5腰椎棘突下两侧，夹脊穴处（图7-8）。

【局部解剖】皮肤—皮下组织—项韧带、胸腰筋膜—竖脊肌。布有脊神经后支。筋结在竖脊肌层。

【主治】脊神经后支卡压综合征、强直性脊柱炎、脊柱关节紊乱、腰椎间盘突出症及竖脊肌劳损、肌筋膜炎引起的腰背痛、胸腹痛、脊柱强直等。

（十一）第3腰椎横突筋结

【位置】在腰部，正当第3腰椎体横突顶端（图7-8）。

【局部解剖】皮肤—皮下组织—胸腰筋膜后层—竖脊肌（浅层）—腰方肌（中层）—腰大肌（深层）—第3腰椎横突。布有腰3脊神经后支。筋结在第3腰椎横突处。

【主治】第3腰椎横突综合征、腰肌劳损引起的腰痛、腰腹疼痛及腰痛向大腿前侧、内侧放射等。

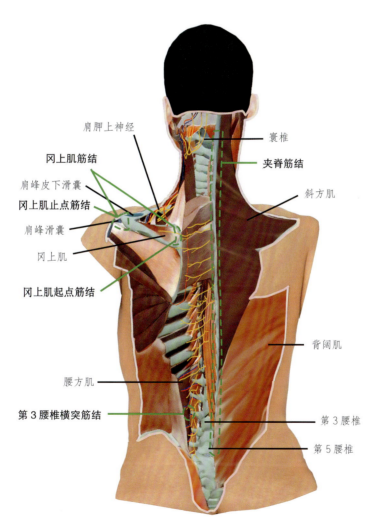

图7-8 夹脊筋结（左）、第3腰椎横突筋结（左）、冈上肌筋结（左）示意图

（十二）冈上肌筋结

冈上肌解剖：在肩背部，被斜方肌和三角肌覆盖，起于肩胛骨冈上窝的内侧三分

之二，肌腱自肩峰下方越过肩峰上方并与关节囊融合，止于肱骨大结节。有外展上臂的作用，受肩胛上神经支配。常见冈上肌起点筋结、冈上肌止点筋结。

1.冈上肌起点筋结

【位置】在肩部，肩胛骨冈上窝冈上肌起点处（图7-8）。

【局部解剖】皮肤—皮下组织—斜方肌—冈上肌起点—肩胛骨。布有肩胛上神经（$C_{5\sim6}$）。筋结在冈上窝冈上肌起点处。

【主治】冈上肌劳损、肩周炎引起的肩周疼痛，颈项疼痛，颈肩及上肢麻木、疼痛，胸闷等。

2.冈上肌止点筋结

【位置】在肩外侧，当肩峰端，肱骨大结节冈上肌止点处（图7-8）。

【局部解剖】皮肤—皮下组织—三角肌筋膜—三角肌中束—肩峰下滑囊—冈上肌腱—肱骨大结节。布有肩胛上神经。筋结在肱骨大结节冈上肌止点处。

【主治】冈上肌劳损、肩周炎引起的关节疼痛、肩外展疼痛、颈肩疼痛、肩背疼痛等。

（十三）肩胛提肌筋结（见第一章手太阳经筋）

（十四）胸锁乳突肌上筋结

胸锁乳突肌解剖：在颈部两侧，大部分为颈阔肌覆盖，起自胸骨柄前面和锁骨的胸骨端，两个头会合斜向后上方，止于颞骨的乳突。胸锁乳突肌一侧收缩使头向同侧倾斜，脸转向对侧；两侧同时收缩使头后仰。受副神经支配。常见胸锁乳突肌起点筋结、胸锁乳突肌肌腹筋结、胸锁乳突肌止点筋结。

1.胸锁乳突肌起点筋结

【位置】在颈根部，当胸骨柄前面和锁骨的胸骨端胸锁乳突肌起点处（图7-9）。

【局部解剖】皮肤—皮下组织—颈深筋膜浅层—胸锁乳突肌—胸骨头。布有锁骨上神经。左侧起点深面为颈总动脉，右侧为头臂干分叉处。筋结在胸锁乳突肌起点处。

【主治】落枕、颈椎病、胸锁乳突肌肌腱炎引起的颈项疼痛、斜颈、胸闷、颈部活动受限等。

2.胸锁乳突肌肌腹筋结

【位置】在颈部，当胸锁乳突肌后缘中上三分之一交点处（图7-9）。

【局部解剖】皮肤—皮下组织—颈阔肌—胸锁乳突肌—颈动脉鞘—颈深筋膜深层—中斜角肌、肩胛提肌—颈椎横突。深部为椎动静脉。布有颈横神经、耳大神经、副神经、相应颈神经及其分支。皮下有颈外静脉。筋结在胸锁乳突肌肌腹层与副神经交叉处。

【主治】落枕、颈椎病、胸锁乳突肌肌腱炎引起的颈肩痛、咽异物感、上肢冷痛、面血管扩张、少汗、上睑下垂、瞳孔缩小、眼球内陷等。

3. 胸锁乳突肌止点筋结

【位置】在头部，当耳后乳突下缘处（图 7-9）。

【局部解剖】皮肤—皮下组织—颈深筋膜浅层—胸锁乳突肌、头夹肌、头最长肌—乳突。布有耳大神经、耳后神经、第 3 颈神经后支外侧支、枕小神经，深层有茎乳突孔、面神经。筋结在枕骨乳突部，胸锁乳突肌止点处。

【主治】落枕、颈椎病、胸锁乳突肌肌腱炎引起的颈项痛、头痛、肩背痛、斜颈等。

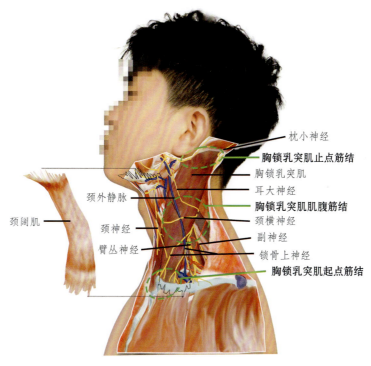

图 7-9 胸锁乳突肌上筋结示意图（左）

（十五）项韧带筋结

项韧带解剖：在颈项部，从颈椎棘突尖向后扩展为三角形板状弹性膜层。上部附着于枕外隆凸及枕外嵴，中部向下延伸至第 2 ～ 7 颈椎棘突，覆盖并连接各棘突尖；下部到达第 7 颈椎棘突并与棘上韧带相接。主要作用为稳定头颈部、限制脊柱过度前屈，支持项部肌肉的作用较小。

【位置】在颈部，项韧带循行处（图7-10）。

【局部解剖】皮肤—皮下组织—颈深筋膜浅层—斜方肌腱膜、项韧带—棘突。布有第3枕神经、颈2～6脊神经后支。筋结在项韧带循行处。

【主治】项韧带损伤、钙化引起的颈肩疼痛、颈项疼痛、头痛、头晕等。

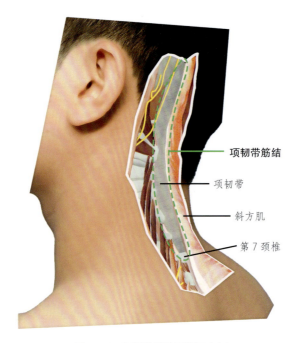

项韧带筋结

项韧带

斜方肌

第7颈椎

图7-10　项韧带筋结示意图（左）

（十六）颞上线筋结

颞部解剖：在颞窝部，包括颞肌与颞筋膜。颞肌位于颞窝部的皮下，颞筋膜的深面，为呈扇形的扁肌。起自颞窝，上自颞下线，下至颞下嵴及颞筋膜的深面。前部肌纤维向下，后部肌纤维向前，逐渐集中，通过颧弓的深面，移行于强大的腱，止于下颌骨喙突的尖端及内侧面。后部肌纤维是翼外肌的对抗肌。颞肌受下颌神经的颞深神经支配。颞筋膜位于颞部皮下，覆盖颞肌表面，呈坚韧的纤维板状，起点附着于颞上线，并与颅骨外膜紧密相连。颞筋膜向下延伸过程中，可能分裂成浅、深两层，浅层附着于颧弓的外侧缘，深层附着于颧弓的内侧缘。

【位置】在颞窝部，颞肌与颞筋膜起缘处（图7-11）。

【局部解剖】皮肤—皮下组织—颞筋膜—颞肌—颅骨。布有面神经颞支、下颌神经的颞深神经和耳颞神经。筋结在颞肌与颞筋膜起缘处。

【主治】偏头痛、神经性耳鸣、感冒、面瘫、癫痫引起的头晕、口眼㖞斜、咀嚼功能障碍等。

（十七）眶上筋结

【位置】在额部，当眉头下，眶上缘处（图 7-11）。

【局部解剖】皮肤—皮下组织—额肌—眼轮匝肌—降眉肌—皱眉肌—眶上缘。布有滑车上神经、眶上神经。筋结在皱眉肌肌层。

【主治】眶上神经痛、结膜炎、假性近视引起的头痛、眼睑下垂、视物不清等。

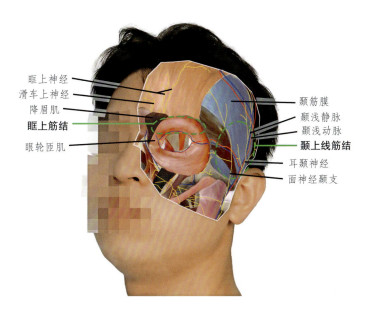

图 7-11　颞上线筋结、眶上筋结示意图（左）

第八章 足少阳经筋

一、走行特点

足少阳之筋，起于小指次指，上结外踝；上循胫外廉，结于膝外廉。其支者，别起外辅骨，上走髀，前者结于伏兔之上，后者结于尻。其直者，上乘眇、季胁，上走腋前廉，系于膺乳，结于缺盆。直者上出腋，贯缺盆，出太阳之前，循耳后，上额角，交巅上，下走颔，上结于頄。支者，结于目外眦，为外维（图8-1）。

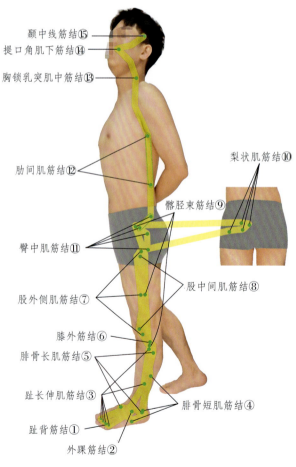

图8-1 足少阳经筋筋结点分布示意图（左）

二、常见筋结解剖定位及主治

（一）趾背筋结

【位置】在足背部，当第 4 趾，趾间关节背侧面处（图 8-2）。

【局部解剖】皮肤—皮下组织—趾间关节囊—趾间关节。布有趾背神经。筋结在趾背皮下滑囊处。

【主治】趾背外侧腱鞘炎引起的足趾疼痛及踝关节疼痛、活动受限等。

（二）外踝筋结

【位置】在足背部，当足外踝前下凹陷中（图 8-2）。

【局部解剖】皮肤—皮下组织—腓骨肌下支持带—腓骨肌腱—距腓前韧带—踝关节囊—距骨。布有腓浅神经及其分支。浅层筋结在腓骨肌下支持带层，深层筋结在距腓前韧带层。

【主治】踝关节扭伤、腓骨肌肌腱炎引起的踝关节疼痛及膝关节疼痛、活动受限等。

（三）趾长伸肌筋结

趾长伸肌解剖：在小腿前肌，起自腓骨前面、胫骨上端和小腿骨间膜，向下经伸肌上支带及下支带深面至足背，分为 4 条腱到第 2～5 趾背，形成趾背腱膜止于中节、远节趾骨底。功能为伸踝关节及第 2～5 趾。受腓深神经支配。常见趾长伸肌起点筋结、趾长伸肌肌腹筋结、趾长伸肌止点筋结。

1. 趾长伸肌起点筋结

【位置】在小腿外侧，腓骨前面、胫骨上端和小腿骨间膜处（图 8-2）。

【局部解剖】皮肤—皮下组织—小腿筋膜—胫骨前肌、趾长伸肌—胫骨、腓骨。布有腓浅神经分支。筋结在趾长伸肌起点处。

【主治】趾长伸肌损伤、膝关节损伤、腓总神经损伤引起的腿疼痛、膝关节疼痛、腰痛、下肢麻痹无力等。

2. 趾长伸肌肌腹筋结

【位置】在小腿外侧，当腓骨中下三分之一交界的前外侧处（图 8-2）。

【局部解剖】皮肤—皮下组织—小腿深筋膜—胫骨前肌—趾长伸肌—踇长伸肌—小腿骨间膜。布有腓浅神经、腓深神经。筋结在趾长伸肌肌腹处。

【主治】趾长伸肌损伤、腓总神经损伤引起的腿痛、膝痛、踝痛及足趾发凉、麻木等。

3. 趾长伸肌止点筋结

【位置】在第 2～5 趾中节、远节趾骨底趾长伸肌止点处（图 8-2）。

【局部解剖】皮肤—皮下组织—趾长伸肌腱—趾骨。第 2 趾背侧由腓深神经分支支配，第 3～5 趾背侧由腓浅神经分支支配。筋结在趾长伸肌止点处。

【主治】趾长伸肌腱鞘炎引起的足背及趾背疼痛、伸趾活动受限等。

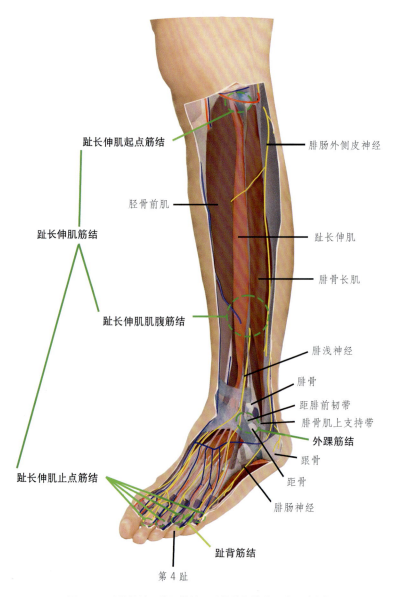

图 8-2　趾背筋结、外踝筋结、趾长伸肌筋结示意图（左）

（四）腓骨短肌筋结

腓骨短肌解剖：在腓骨长肌深面，属小腿外侧肌群深层。起自腓骨外侧面下三分之二及小腿外侧肌间隔，肌腱经外踝后方、跟骨外侧止于第 5 跖骨粗隆。功能为使踝关节跖屈、足外翻并协同维持足外侧纵弓。受腓浅神经支配。常见腓骨短肌起点筋结、腓骨短肌与腓骨长肌交叉处筋结、腓骨短肌止点筋结。

1. 腓骨短肌起点筋结

【位置】在腓骨下三分之二的外侧面，腓骨短肌起点处（图 8-3）。

【局部解剖】皮肤—皮下组织—小腿筋膜—腓骨长肌—腓骨短肌起点。布有腓浅神经、筋结在腓骨短肌起点处。

【主治】腓骨短肌起点滑囊炎、腓骨短肌损伤引起的足外侧缘疼痛，外踝疼痛，小腿外侧、后侧疼痛，足背麻痛等。

2. 腓骨短肌与腓骨长肌交叉处筋结

【位置】在外踝后下方腓骨肌总腱鞘内（图 8-3）。

【局部解剖】皮肤—皮下组织—小腿筋膜—腓骨肌上支持带—腓骨长肌及腓骨短肌腱鞘、肌腱—跟腓韧带—距骨、跟骨。布有腓肠神经。筋结在腓骨长肌与腓骨短肌腱腱鞘层处。

【主治】腓骨短肌及腓骨长肌肌腱炎、踝关节扭伤引起的足外侧缘疼痛，外踝疼痛，小腿外侧、后侧疼痛，足背麻痛，足心疼痛等。

3. 腓骨短肌止点筋结

【位置】在足外侧，第 5 跖骨基底部（图 8-3）。

【局部解剖】皮肤—皮下组织—小腿深筋膜—腓骨短肌腱—跗跖韧带及第 5 跖骨基底。布有腓肠神经、腓浅神经。筋结在第 5 跖骨基底部腓骨短肌止点处。

【主治】腓骨短肌腱鞘炎引起的足外侧缘疼痛，外踝疼痛，小腿外侧、后侧疼痛，足心疼痛等。

（五）腓骨长肌筋结

腓骨长肌解剖：在小腿外侧，起自腓骨的外侧面上三分之二、小腿深筋膜的深面及小腿肌间隔。腓骨长肌起点较高，并覆盖腓骨短肌。腓骨长肌腱经外踝的后面转向前，在跟骨外侧绕至足底，斜行至足的内侧缘，止于内侧楔骨和第 1 跖骨底。腓骨长肌有使足外翻和跖屈的功能。由腓浅神经支配。常见腓骨长肌起点筋结、腓骨长肌与腓骨短肌筋结交叉处筋结、腓骨长肌止点筋结。

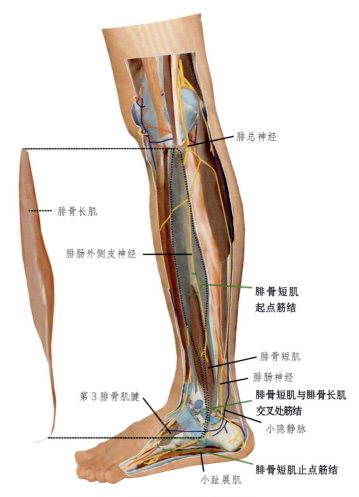

腓总神经

腓骨长肌

腓肠外侧皮神经

**腓骨短肌
起点筋结**

腓骨短肌

腓肠神经

**腓骨短肌与腓骨长肌
交叉处筋结**

第 3 腓骨肌腱

小隐静脉

腓骨短肌止点筋结

小趾展肌

图 8-3　腓骨短肌筋结示意图（左）

1. 腓骨长肌起点筋结

【位置】在小腿外侧，当腓骨外侧面中上段处（图 8-4）。

【局部解剖】皮肤—皮下组织—小腿筋膜—腓骨长肌腱—腓骨。布有腓总神经及其分支。筋结在腓骨长肌腱处。

【主治】腓骨长肌起点滑囊炎、腓总神经损伤引起的腿疼痛、踝关节疼痛、膝关节疼痛、腰痛、下肢麻痹无力等。

2. 腓骨长肌与腓骨短肌筋结交叉处筋结

【位置】在外踝后下方腓骨肌总腱鞘内（图 8-4）。

【局部解剖】皮肤—皮下组织—小腿筋膜—腓骨肌上支持带—腓骨长肌及腓骨短肌腱鞘、肌腱—跟腓韧带—距骨、跟骨。布有腓肠神经。筋结在腓骨长肌腱、腓骨短肌腱腱鞘层交叉处。

【主治】腓骨长肌肌腱炎、踝关节扭伤引起的足外侧缘疼痛、外踝疼痛、小腿外侧及后侧疼痛、足背麻痛、足心疼痛等。

3. 腓骨长肌止点筋结

【位置】在足底内侧楔骨及第 1 跖骨基底处（图 8-4）。

【局部解剖】皮肤—皮下组织—腓骨肌下支持带—腓骨长肌止点。布有足底内侧神经（胫神经分支）。筋结常在腓骨长肌止点处。

【主治】腓骨长肌腱鞘炎引起的踝外侧疼痛、足外侧疼痛、小腿外侧疼痛等。

（六）膝外筋结

【位置】在膝外侧，正当膝关节间隙处（图 8-4）。

【局部解剖】皮肤—皮下组织—髂胫束—髂胫束滑囊—腓侧副韧带—膝关节囊。布有腓肠外侧皮神经和闭孔神经后支。筋结在髂胫束与股骨外侧髁之间的滑囊区。

【主治】腓侧副韧带损伤、膝关节炎引起的膝关节疼痛、活动受限及腰腿痛等。

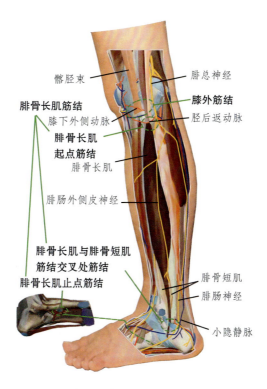

图 8-4　腓骨长肌筋结、膝外筋结示意图（左）

（七）股外侧肌筋结

股外侧肌解剖：属于股四头肌，在大腿外侧，起自股骨大转子根部、股骨粗线的外侧唇，行向下内，与股中间肌结合且部分遮盖股中间肌，下端借股四头肌腱抵止于髌骨的上缘与外侧唇，借髌韧带止于胫骨粗隆。功能为伸膝关节、稳定膝关节、辅助维持人体直立姿势。常见股外侧肌起点筋结、股外侧肌肌腹筋结、股外侧肌止点筋结。

1. 股外侧肌起点筋结

【位置】在臀部，股骨粗线外侧唇及大转子根部处（图8-5）。

【局部解剖】皮肤—皮下组织—阔筋膜—阔筋膜张肌—股外侧肌腱—股骨大转子。布有股外侧皮神经。筋结在股外侧肌起点处。

【主治】股外侧肌紧张、劳损及下肢肌萎缩引起的髋股疼痛、髋部弹响、腰臀疼痛、下肢麻痹无力等。

2. 股外侧肌肌腹筋结

【位置】在大腿外侧中段处（图8-5）。

【局部解剖】皮肤—皮下组织—阔筋膜（髂胫束）、股外侧肌—股骨。布有股外侧皮神经。筋结在股外侧肌肌腹处。

【主治】股外侧肌损伤、下肢肌萎缩引起的股外侧疼痛、膝关节疼痛、下肢麻痹无力等。

3. 股外侧肌止点筋结

【位置】在小腿外侧，髌骨上缘及外侧唇处（图8-5）。

【局部解剖】皮肤—皮下组织—髂胫束—阔筋膜—股外侧肌、髌骨。布有腓总神经。筋结在髌骨外侧缘，股外侧肌止点处。

【主治】股外侧肌损伤，膝关节疼痛、活动受限，下肢麻痹无力等。

（八）股中间肌筋结

股中间肌解剖：属于股四头肌，在股直肌深面和股内侧肌、股外侧肌之间。起自股骨体前面纤维向下，与股内侧肌、股外侧肌相融合，止于髌骨上缘，借髌韧带止于胫骨粗隆。功能为伸膝关节及维持膝关节稳定性。常见股中间肌起点筋结、股中间肌髌上筋结。

1. 股中间肌起点筋结

【位置】在股骨体前面及外侧面近端三分之二处（图8-6）。

【局部解剖】皮肤—皮下组织—阔筋膜—股直肌、股外侧肌及其间深筋膜—股中间

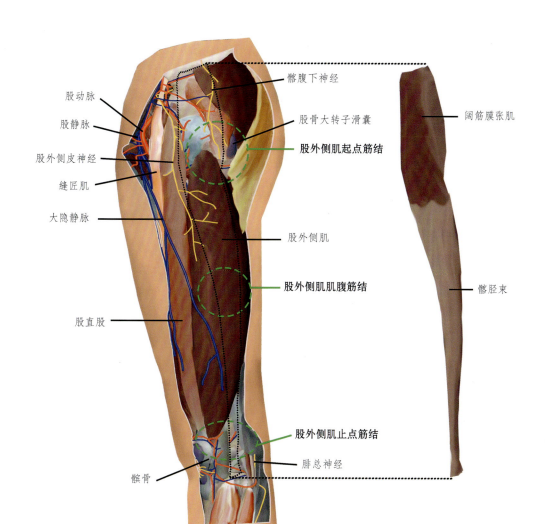

股动脉

股静脉

股外侧皮神经

缝匠肌

大隐静脉

股直股

髂骨

髂腹下神经

股骨大转子滑囊

股外侧肌起点筋结

股外侧肌

股外侧肌肌腹筋结

股外侧肌止点筋结

腓总神经

阔筋膜张肌

髂胫束

图 8-5　股外侧肌筋结示意图（左）

肌—股骨。布有股神经肌支。筋结在股中间肌起点处。

【主治】股中间肌紧张、劳损引起的大腿前侧疼痛、下肢麻痹无力、膝部疼痛等。

2. 股中间肌髌上筋结

【位置】在膝部，股四头肌腱与髌骨上缘交界处（图 8-6）。

【局部解剖】皮肤—皮下组织—阔筋膜—股四头肌腱—髌上囊—髌骨、股骨。布有股神经关节支、股前皮神经、隐神经髌下支。筋结在股中肌髌骨上缘处。

【主治】膝关节扭伤及股中间肌紧张、劳损引起的大腿前侧痛，下肢麻痹无力，膝关节疼痛、活动受限等。

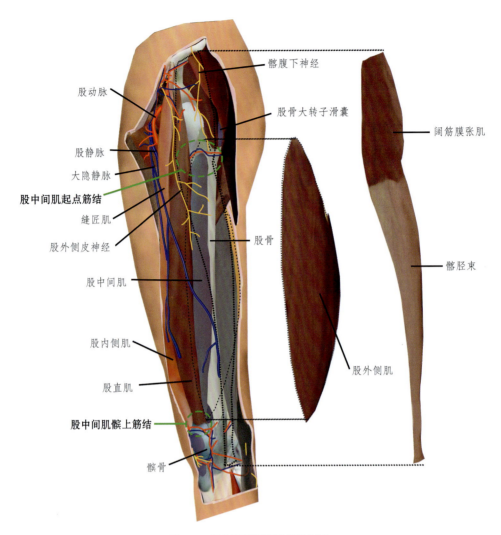

图 8-6 股中间肌筋结示意图（左）

（九）髂胫束筋结

髂胫束解剖：在大腿外侧，起自髂嵴前份的外侧缘，其上分为两层，包裹阔筋膜张肌，下部的纵行纤维明显增厚呈扁带状，后缘与臀大肌腱相延续。髂胫束下端附着于胫骨外侧髁、腓骨头和膝关节囊。髂胫束有维持膝关节外侧稳定的功能。受臀上神经支配。常见髂胫束起点筋结、髂胫束中段筋结、髂胫束止点筋结。

1. 髂胫束起点筋结

【位置】在大腿外侧，起自髂嵴前份的外侧髂胫束起点处（图 8-7）。

【局部解剖】皮肤—皮下组织—阔筋膜—阔筋膜张肌—髂胫束—髂嵴。布有股外侧皮神经。筋结在髂嵴前份的外侧髂胫束起点处。

【主治】髂胫束摩擦综合征、阔筋膜张肌肌腱炎、弹响髋（髂胫束挛缩）引起的髋部及股部疼痛、髋部弹响、腰臀疼痛、下肢麻痹无力等。

2. 髂胫束中段筋结

【位置】在股外侧，髂嵴至胫骨外侧髁连线的中段（图8-7）。

【局部解剖】皮肤—皮下组织—阔筋膜—髂胫束—股外侧肌—股骨。布有股外侧皮神经。筋结在髂胫束中段与股外侧肌邻近处。

【主治】髂胫束摩擦综合征引起的股外侧疼痛、膝关节疼痛、下肢麻痹无力等。

3. 髂胫束止点筋结

【位置】在膝外侧，股二头肌腱与髌腱之间（图8-7）。

【局部解剖】皮肤—皮下组织—小腿筋膜。布有腓总神经及其分支。筋结在髂胫束止点处。

【主治】髂胫束摩擦综合征、膝关节损伤引起的股外侧疼痛，膝关节疼痛、活动受限等。

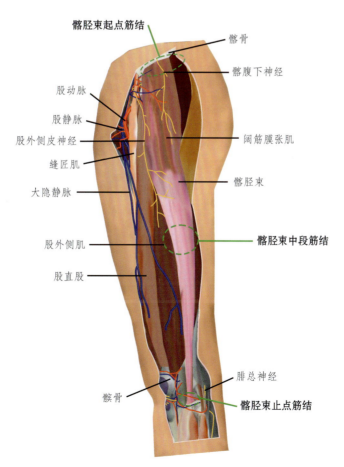

图 8-7　髂胫束筋结示意图（左）

（十）梨状肌筋结

梨状肌解剖：在臀部深部，起于盆内骶骨前面，骶前孔的外侧，分布于小骨盆的内面，经坐骨大孔入臀部，止于股骨大转子尖端。有使髋关节外展和旋外的功能。受骶丛分支（$S_{1\sim2}$）支配。常见梨状肌起点筋结、梨状肌上孔筋结、梨状肌下孔筋结、梨状肌止点筋结。

1. 梨状肌起点筋结

【位置】在臀部，骶骨前面，第 2～4 骶椎盆面，梨状肌起点处（图 8-8）。

【局部解剖】皮肤—皮下组织—深筋膜—臀大肌—臀中肌—梨状肌。布有臀中皮神经、骶丛分支。筋结在梨状肌起点处。

【主治】梨状肌综合征引起的臀部疼痛、腰骶部疼痛、腰腿疼痛、下肢麻痹无力、髋外展疼痛等。

2. 梨状肌上孔筋结

【位置】在臀部，梨状肌上缘与坐骨大孔上缘交界处，体表投影为髂后上棘至股骨大转子连线中点上方约 2cm 处，即梨状肌上孔处（图 8-8）。

【局部解剖】皮肤—皮下组织—臀筋膜—臀大肌—臀中肌—梨状肌上孔—臀上神经、臀上动静脉。筋结在梨状肌上孔处。

【主治】梨状肌综合征引起的臀部疼痛、腰骶部疼痛、腰腿疼痛、下肢麻痹无力、膝关节疼痛、踝关节疼痛、髋外展疼痛等。

3. 梨状肌下孔筋结

【位置】在臀部深层，体表投影为髂后上棘至尾骨尖连线中点外侧约 3cm 处，即梨状肌下孔处（图 8-8）。

【局部解剖】皮肤—皮下组织—臀筋膜—臀大肌—梨状肌—梨状肌下孔—坐骨神经、臀下神经、股后皮神经、阴部神经、臀下动静脉、阴部内动脉。筋结在梨状肌下孔处。

【主治】梨状肌综合征、坐骨神经受压引起的臀后疼痛、腰腿疼痛、下肢麻痹无力、膝关节肿痛、踝关节肿痛等。

4. 梨状肌止点筋结

【位置】在臀部外侧，股骨大转子尖后外侧处（图 8-8）。

【局部解剖】皮肤—皮下组织、皮下滑囊—臀筋膜—臀大肌腱膜—臀中肌—梨状肌止点及梨状肌—股骨大转子。布有股后皮神经。筋结在梨状肌止点滑囊处。

【主治】梨状肌综合征引起的髋股疼痛、髋部弹响、腰臀疼痛、下肢麻痹无力等。

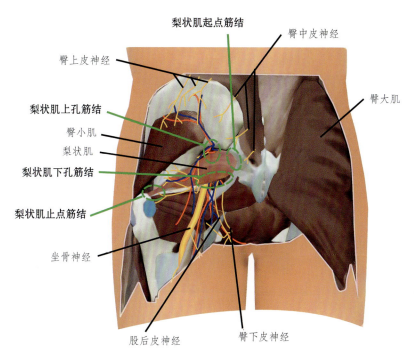

图 8-8　梨状肌筋结示意图（左）

（十一）臀中肌筋结

臀中肌解剖：在髂骨翼外面，臀大肌深层，起于髂骨翼外面，止于股骨大转子。臀中肌除有外展髋关节、固定骨盆作用外，还在髋关节后伸和旋外动作中起作用。受臀上神经支配。常见臀中肌起点筋结、臀中肌肌腹筋结、臀中肌止点筋结。

1. 臀中肌起点筋结

【位置】在臀部，当髂骨翼外侧面中后部，臀中肌起缘处（图 8-9）。

【局部解剖】皮肤—皮下组织—臀筋膜—臀大肌—臀中肌—髂骨翼。布有臀上皮神经、臀上神经。筋结在臀中肌起缘处。

【主治】臀中肌损伤、痉挛、肌筋膜炎引起的腰痛向臀或下肢放射、髋股疼痛、髋部弹响、下肢麻痹无力等。

2. 臀中肌肌腹筋结

【位置】在髋部，当髂骨翼外侧方，臀中肌肌腹处（图 8-9）。

【局部解剖】皮肤—皮下组织—臀筋膜—臀中肌、臀小肌—髂骨翼。布有臀上皮神经、臀上神经。筋结在臀中肌肌腹处。

【主治】臀中肌损伤、臀中肌痉挛引起的腰痛、髋部疼痛、腰臀疼痛向下肢放射等。

3. 臀中肌止点筋结

【位置】在髋部,当股骨大转子外侧嵴处(图8-9)。

【局部解剖】皮肤—皮下组织—臀筋膜—臀中肌—大转子滑囊—股骨大转子。布有臀上神经、股外侧皮神经。筋结在臀中肌止点及滑囊处。

【主治】臀中肌止点滑囊炎、臀中肌痉挛引起的髋部疼痛、腰臀疼痛及下肢放射痛、下肢麻痹无力等。

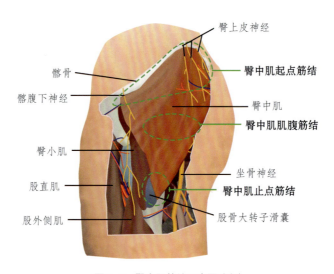

图8-9　臀中肌筋结示意图(左)

(十二)肋间肌筋结

肋间肌解剖:在肋间隙内,分内外两层。肋间外肌从上斜向前下,肋间内肌从下斜向前上。有协助呼吸的功能。

【位置】在腋中线处,足少阳经筋走行线上(图8-10)。

【局部解剖】皮肤—皮下组织—胸筋膜—胸大肌、背阔肌—前锯肌、肋间外肌、腹外斜肌—肋骨。布有肋间神经($T_{1\sim11}$),深部为胸腔。筋结在肋间肌及腹外斜肌、胸小肌与肋骨及肋软骨联合处。

【主治】肋端综合征、心脏神经官能症、筋性冠心病、筋性肝胆综合征引起的胸痛、胸闷、腹痛、纳呆、呕恶等。

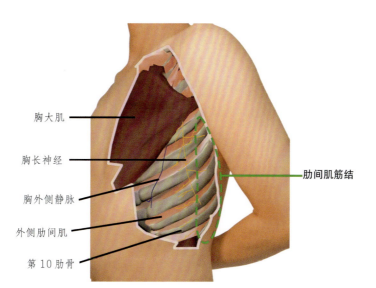

图 8-10 肋间肌筋结示意图（左）

（十三）胸锁乳突肌中筋结

【位置】在颈部，当胸锁乳突肌后缘中上三分之一交点处（图 8-11）。

【局部解剖】皮肤—皮下组织—颈丛皮神经、颈横神经、枕小神经—颈筋膜浅层—

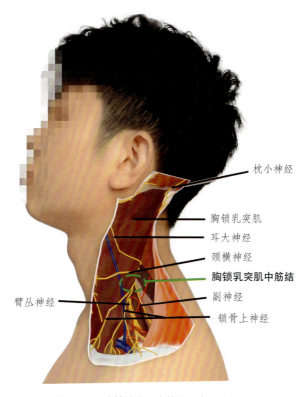

图 8-11 胸锁乳突肌中筋结示意图（左）

胸锁乳突肌、副神经—肩胛提肌、中斜角肌、颈交感干—颈椎横突。深部为颈动静脉鞘（含颈总动脉、颈内静脉、迷走神经）。筋结在胸锁乳突肌肌腹与副神经交叉处。

【主治】落枕、颈椎病、胸锁乳突肌肌腱炎引起的颈肩痛、咽异物感、上肢冷痛、面血管扩张、少汗、上睑下垂、瞳孔缩小、眼球内陷等。

（十四）提口角肌下筋结

提口角肌解剖：在颊肌浅层，起于上颌骨尖牙凹，斜向外下方，止于口角的肌性部分。有上提口角的功能。

【位置】在面部，当鼻面沟下近口角，提口角肌止点处（图8-12）。

【局部解剖】皮肤—皮下组织—颧小肌、提上唇肌、提口角肌。布有上颌神经的眶下神经及面神经颊支。筋结在鼻面沟下近口角止点处。

【主治】面肌痉挛、面瘫、鼻炎、牙痛引起的面痛、鼻塞、流涕、流泪、面肌麻痹等。

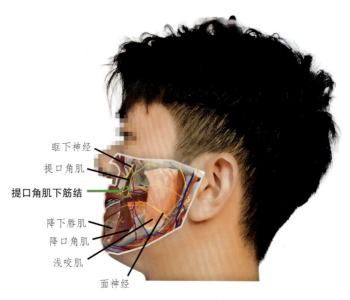

眶下神经
提口角肌
提口角肌下筋结
降下唇肌
降口角肌
浅咬肌
面神经

图8-12　提口角肌下筋结示意图（左）

（十五）颞中线筋结

【位置】在颞部足少阳经筋走行处（图8-13）。

【局部解剖】皮肤—皮下组织—颞筋膜—耳上肌、颞肌。布有耳颞神经。深部为颅骨。筋结在颞筋膜层，耳上肌、颞肌的颅缝隆起处。

【**主治**】偏头痛、耳鸣、颞肌痉挛、面瘫引起的颈项痛、偏头痛、咀嚼痛、口眼㖞斜等。

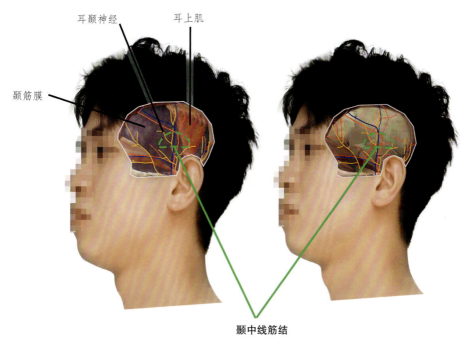

颞中线筋结

图 8-13 颞中线筋结示意图（左）

第九章　足阳明经筋

一、走行特点

足阳明之筋，起于中三指，结于跗上；邪外加于辅骨，上结于膝外廉；直上结于髀枢；上循胁，属脊。其直者，上循骭，结于膝。其支者，结于外辅骨，合少阳。其直者，上循伏兔，上结于髀，聚于阴器，上腹而布，至缺盆而结。上颈，上挟口，合于頄，下结于鼻，上合于太阳。太阳为目上纲，阳明为目下纲。其支者，从颊结于耳前（图 9-1）。

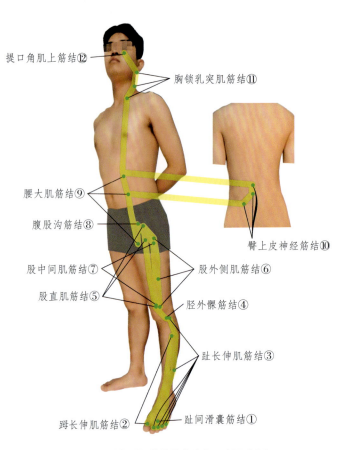

图 9-1　足阳明经筋筋结点分布示意图（左）

二、常见筋结解剖定位及主治

（一）趾间滑囊筋结

【位置】在足趾部，当第 2、第 3 趾近侧趾关节背侧面处（图 9-2）。

【局部解剖】皮肤—皮下组织—皮下滑囊—趾关节囊。筋结在趾间滑囊处。

【主治】趾间关节炎、腱鞘炎引起的趾关节疼痛及足踝疼痛、活动受限等。

（二）踇长伸肌筋结

踇长伸肌解剖：在小腿外侧，起自腓骨中段内侧面及骨间膜，向下肌腹渐细，移行为肌腱，通过伸肌支持带深面到足部，止于踇趾远节趾骨基底背侧。有使足背屈和伸踇趾功能。常见踇长伸肌起点筋结、踇长伸肌止点筋结。

1. 踇长伸肌起点筋结

【位置】在小腿前外侧区，腓骨中段内侧面及骨间膜，当趾长伸肌下踇长伸肌起点处（图 9-2）。

【局部解剖】皮肤—皮下组织—小腿筋膜—趾长伸肌—踇长伸肌起点—腓骨及骨间膜。布有腓深神经。筋结在踇长伸肌起点处。

【主治】踇长伸肌损伤、踝关节扭伤引起的小腿疼痛、踝关节疼痛、趾痛、下肢无力等。

2. 踇长伸肌止点筋结

【位置】在踇趾远节趾骨基底背侧，踇长伸肌止点处（图 9-2）。

【局部解剖】皮肤—皮下组织—踇长伸肌腱—第 1 趾骨。筋结在踇长伸肌腱止点处。

【主治】踇长伸肌损伤、肌腱炎引起的踝关节疼痛、趾痛、踇趾活动受限等。

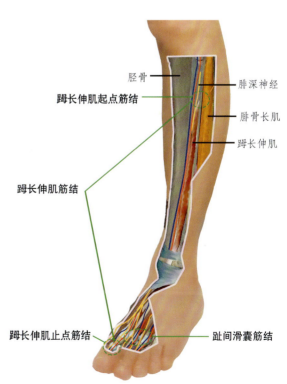

胫骨

腓深神经

踇长伸肌起点筋结

腓骨长肌

踇长伸肌

踇长伸肌筋结

踇长伸肌止点筋结

趾间滑囊筋结

图 9-2 趾间滑囊筋结、踇长伸肌筋结示意图（左）

（三）趾长伸肌筋结（见第八章足少阳经筋）

（四）胫外髁筋结

【位置】在小腿前面，胫骨体外侧面近端二分之一至三分之二段，胫骨外侧髁胫骨前肌起点处（图9-3）。

【局部解剖】皮肤—皮下组织—小腿筋膜—胫骨前肌—胫骨。布有腓深神经。筋结在胫骨外侧髁胫骨前肌、趾长伸肌于胫骨起点处。

【主治】膝关节损伤、关节炎、胫骨前肌及趾长伸肌损伤引起的小腿疼痛，膝关节疼痛，下肢无力、活动受限等。

（五）股直肌筋结

股直肌解剖：起自髂前下棘和髋臼上缘，其与股内侧肌、股外侧肌和股中间肌构成股四头肌。股四头肌的四个头通过髌骨，续为髌韧带止于胫骨粗隆。有伸膝关节和屈髋关节的功能。常见股直肌起点筋结、股直肌神经入肌点筋结、股直肌止点筋结。

1. 股直肌起点筋结

【位置】在腹股沟部，正当髂前下棘处（图9-4）。

【局部解剖】皮肤—皮下组织—阔筋膜—阔筋膜张肌—股直肌起点—髂前下棘。布有股外侧皮神经，其内侧有股神经与股动静脉。筋结在髂前下棘，股直肌起点处。

【主治】股直肌痉挛、肌劳损及股四头肌萎缩引起的大腿疼痛，下肢麻痹无力、冷痛，腹股沟疼痛等。

2. 股直肌神经入肌点筋结

【位置】在大腿近端前内侧深面，当股直肌腱起始部（图9-4）。

【局部解剖】皮肤—皮下组织—股筋膜—股直肌肌纤维与肌腱结合部—股中间肌—股骨。布有股神经皮支、肌支及股外侧皮神经，深层内侧有股神经。筋结在股直肌神经入肌点处。

【主治】股直肌痉挛、劳损及股神经受压、股四头肌萎缩引起的大腿疼痛，下肢麻痹无力、冷痛，膝关节疼痛等。

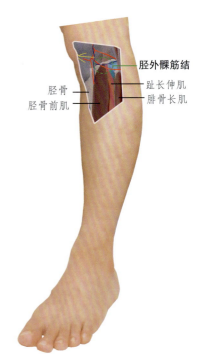

胫外髁筋结
胫骨
胫骨前肌
趾长伸肌
腓骨长肌

图9-3　胫外髁筋结示意图（左）

3.股直肌止点筋结

【位置】在膝部，正当髌骨上缘处（图9-4）。

【局部解剖】皮肤—皮下组织—股筋膜—股直肌腱—髌上囊。布有股神经皮支、肌支。筋结在髌骨上缘股直肌止点处。

【主治】股直肌痉挛、肌劳损及股四头肌萎缩、膝关节损伤引起的膝关节疼痛、髋关节疼痛、大腿疼痛、下肢麻痹无力等。

（六）股外侧肌筋结（见第八章足少阳经筋）

（七）股中间肌筋结（见第八章足少阳经筋）

（八）腹股沟筋结

【位置】在腹股沟部，当腹股沟韧带中点，股动脉外侧缘处（图9-4）。

【局部解剖】皮肤—皮下组织—腹外斜肌腱膜—阔筋膜—股鞘（股动脉、股静脉、股管）—股神经—髂腰肌—髂骨。布有髂腹股沟神经、生殖股神经、股神经。筋结在腹股沟肌腔隙中。

【主治】冲脉病、内收肌损伤引起的下肢麻痹无力、腰痛、腰腹疼痛、下肢疼痛、膝关节疼痛、股四头肌萎缩等。

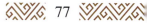

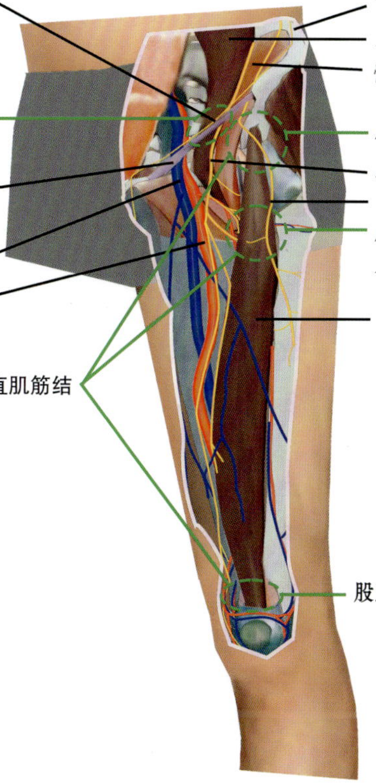

图9-4　股直肌筋结、腹股沟筋结示意图（左）

（九）腰大肌筋结

腰大肌解剖：位于腰椎前侧，起于腰椎体侧面、腰椎，止于股骨小转子。可使髋关节前屈和旋外；下肢固定时，可使躯干前屈。常见腰大肌起点筋结、腰大肌肌腹筋结、腰大肌止点筋结。

1. 腰大肌起点筋结

【位置】在腰椎前侧，腰椎体侧面和腰椎横突腰大肌起点处（图9-5）。

【局部解剖】皮肤—皮下组织—腹外斜肌—腹内斜肌—腹横肌—腹横筋膜—腹膜后间隙—腰大肌起点。有腰丛神经通行。筋结在腰椎体侧面和腰椎横突腰大肌起点处。

【主治】腰大肌损伤或痉挛引起的股疼痛、股外侧麻木、下肢无力、腹痛、腹胀、腰痛、膝周疼痛、月经不调、性功能障碍、尿频尿急、大便异常等。

2. 腰大肌肌腹筋结

【位置】在脐旁4寸，腰大肌肌腹经过处（图9-5）。

【局部解剖】皮肤—皮下组织—腹肌层（腹外斜肌、腹内斜肌、腹横肌）—腹横筋膜—腹膜后间隙—腰大肌肌腹。有腰丛和腰骶干的神经通行，自上而下是髂腹下神经、髂腹股沟神经、生殖神经、股外侧皮神经、股神经、闭孔神经和腰骶干。筋结在腰大肌肌腹处。

【主治】腰大肌损伤或痉挛、腰大肌萎缩等引起的股疼痛、股外侧麻木、下肢无力、腹痛、腹胀、腰痛、膝周疼痛、月经不调、性功能障碍、尿频尿急、大便异常等。

3. 腰大肌止点筋结

【位置】在股骨小转子，腰大肌止点处（图9-5）。

【局部解剖】皮肤—皮下组织—阔筋膜—缝匠肌、股直肌—髂腰肌腱—股骨小转子。布有股外侧皮神经、股神经皮支及股支，内侧为股神经与股动静脉。筋结在股骨小转子腰大肌止点处。

【主治】腰大肌损伤或痉挛、萎缩等引起的大腿疼痛、髋外展疼痛、膝关节疼痛、腰痛、腰腹疼痛、下肢麻痹无力、痛经等。

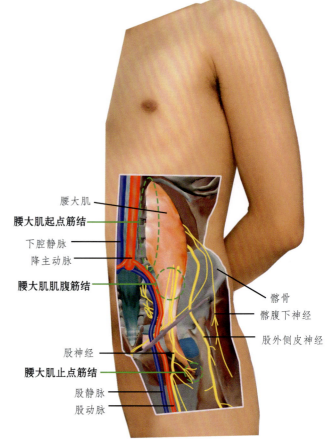

腰大肌
腰大肌起点筋结
下腔静脉
降主动脉
腰大肌肌腹筋结
髂骨
髂腹下神经
股外侧皮神经
股神经
腰大肌止点筋结
股静脉
股动脉

图9-5　腰大肌筋结示意图（左）

（十）臀上皮神经筋结

臀上皮神经解剖：为第 1 ～ 3 腰神经后支的外侧支，在股骨大转子与第 3 腰椎的连线交于髂嵴处平行穿出深筋膜，分布于臀部皮肤。常见臀上皮神经出口处筋结、臀上皮神经髂嵴处筋结。

1. 臀上皮神经出口处筋结

【位置】在第 1 ～ 3 腰椎横突旁臀上皮神经出口处（图 9-6）。

【局部解剖】皮肤—皮下组织—背阔肌腱膜、背阔肌—竖脊肌—多裂肌—腰椎横突、横突间韧带。布有腰 1 ～ 3 脊神经后支。深部为椎管。筋结在第 1 ～ 3 腰椎横突旁臀上皮神经出口处。

【主治】臀上皮神经损伤、臀上皮神经嵌压综合征等引起的腰背疼痛、臀部疼痛麻木、腰腿疼痛等。

2. 臀上皮神经髂嵴处筋结

【位置】在股骨大转子与第 3 腰椎的连线交于髂嵴处（图 9-6）。

【局部解剖】皮肤—皮下组织—臀筋膜—臀大肌—臀中肌—髂嵴。布有臀上皮神经。筋结位于臀上皮神经于髂嵴穿出深筋膜处。

【主治】臀上皮神经损伤、臀上皮神经嵌压综合征等引起的腰背疼痛、臀部疼痛麻木、腰腿疼痛等。

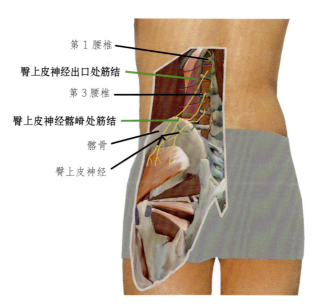

图 9-6 臀上皮神经筋结示意图（左）

（十一）胸锁乳突肌筋结（见第八章足少阳经筋）

（十二）提口角肌上筋结

提口角肌解剖：位于颊肌浅层，起于上颌骨尖牙凹，斜向下外，止于口角的肌性部分。有上提口角的功能。

【位置】在面部，上颌骨尖牙凹提口角肌起点处（图9-7）。

【局部解剖】皮肤—皮下组织—提口角肌起点—上颌骨。布有上颌神经的眶下神经、面神经颊支。筋结在上颌骨尖牙凹提口角肌起点处。

【主治】面肌痉挛、面瘫、鼻炎、牙痛引起的面痛、鼻塞、流泪、流涕、面肌麻痹等。

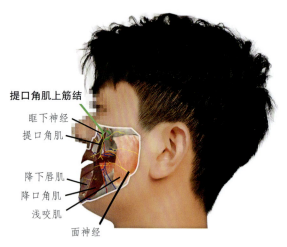

图9-7　提口角肌上筋结示意图（左）

第十章 足太阴经筋

一、走行特点

足太阴之筋，起于大指之端内侧，上结于内踝。其直者，结于膝内辅骨；上循阴股，结于髀，聚于阴器。上腹，结于脐；循腹里，结于肋，散于胸中；其内者着于脊（图 10-1）。

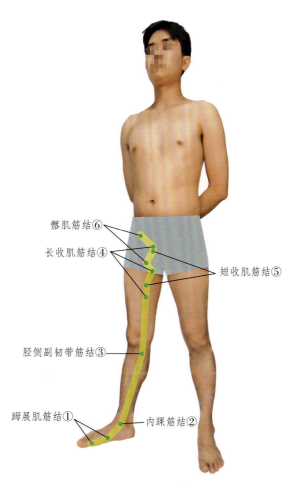

髂肌筋结⑥

长收肌筋结④

短收肌筋结⑤

胫侧副韧带筋结③

踇展肌筋结①

内踝筋结②

图 10-1 足太阴经筋筋结点分布示意图（右）

二、常见筋结解剖定位及主治

（一）跗展肌筋结

跗展肌解剖：在足底内侧缘皮下，起自跟骨结节的内侧及舟骨粗隆，部分起自跖腱膜和屈肌支持带，肌束向前移行成肌腱，止于第1节趾骨底跖侧。腱内常有一籽骨。有使跗趾外展及维持足弓稳定性的功能。受足底内侧神经支配。常见跗展肌止点滑囊筋结、跗展肌起点滑囊筋结。

1.跗展肌止点滑囊筋结

【位置】在足内侧，当第1跖趾关节内侧面处（图10-2）。

【局部解剖】皮肤—皮下组织—皮下滑囊—足底腱膜、第1跖趾关节囊—第1跖趾关节。布有足底内侧神经、隐神经支。筋结在第1趾本节滑囊处。

【主治】跗展肌腱鞘炎、滑囊炎、肌劳损等引起的趾疼痛及踝关节疼痛、活动受限等。

2.跗展肌起点滑囊筋结

【位置】在足内侧，当第1跖楔关节的内侧凸面处（图10-2）。

【局部解剖】皮肤—皮下组织—跗展肌—第1跖骨滑囊—第1跖骨。布有足内侧皮神经、隐神经支。筋结在跖楔关节内侧凸面处，当跗展肌与关节滑囊间。

【主治】跗展肌腱鞘炎、滑囊炎、肌劳损等引起的趾疼痛及踝关节疼痛、活动受限等。

（二）内踝筋结

【位置】在踝部，当踝背侧横纹内侧端，胫骨前肌与伸肌支持带相交处（图10-2）。

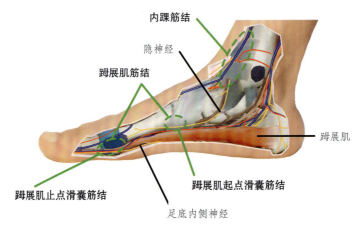

图10-2　跗展肌筋结、内踝筋结示意图（右）

【局部解剖】皮肤—皮下组织—伸肌上支持带、伸肌下支持带—胫骨前肌腱鞘—胫骨前肌腱—距骨。布有隐神经。筋结在伸肌上支持带及伸肌下支持带与胫骨前肌腱鞘处。

【主治】踝关节扭伤、腱鞘炎引起的踝关节疼痛，膝关节疼痛，足内侧弓疼痛、活动受限等。

（三）胫侧副韧带筋结

【位置】在膝内侧部，正当膝关节间隙处（图10-3）。

【局部解剖】皮肤—皮下组织—阔筋膜—胫侧副韧带—胫侧副韧带下滑囊—膝关节。布有隐神经。筋结在胫侧副韧带下滑囊处。

【主治】胫侧副韧带损伤、膝关节炎引起的关节疼痛、活动受限及膝部弹响等。

（四）长收肌筋结

长收肌解剖：在大腿内侧，耻骨肌内侧。起于耻骨上支外面，止于股骨粗线内侧唇中部。功能为使髋关节内收和旋外。常见长收肌起点筋结、长收肌肌腹筋结、长收肌止点筋结。

1. 长收肌起点筋结

【位置】在大腿内侧，耻骨肌内侧，耻骨上支外侧长收肌起点处（图10-3）。

【局部解剖】皮肤—皮下组织—阔筋膜—耻骨肌—长收肌起点—耻骨上支、耻骨梳。布有生殖股神经、髂腹股沟神经分支、睾丸丛神经、闭孔神经。筋结在长收肌起点处。

【主治】长收肌痉挛、萎缩、损伤等引起的耻骨阴部疼痛、股外展疼痛、少腹疼痛、大腿内侧疼痛等。

2. 长收肌肌腹筋结

【位置】在大腿上段内侧，长收肌肌腹处（图10-3）。

【局部解剖】皮肤—皮下组织—阔筋膜、股薄肌、缝匠肌及其间深筋膜—长收肌—股骨。筋结在长收肌肌腹神经入肌点处。

【主治】长收肌痉挛、萎缩、损伤等引起的耻骨阴部疼痛、股外展疼痛、大腿内侧疼痛等。

3. 长收肌止点筋结

【位置】在大腿内侧，股骨粗线内侧唇中部长收肌止点处（图10-3）。

【局部解剖】皮肤—皮下组织—阔筋膜—股薄肌—长收肌—股骨。筋结在长收肌止点处。

【主治】长收肌痉挛、萎缩、损伤等引起的耻骨阴部疼痛、股外展疼痛、大腿内侧疼痛、下肢无力等。

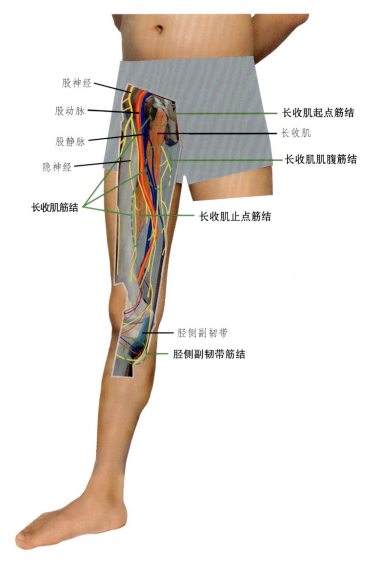

股神经

股动脉

股静脉

隐神经

长收肌筋结

长收肌起点筋结

长收肌

长收肌肌腹筋结

长收肌止点筋结

胫侧副韧带

胫侧副韧带筋结

图 10-3　胫侧副韧带筋结、长收肌筋结示意图（右）

（五）短收肌筋结

短收肌解剖：在大腿内侧，耻骨肌和长收肌深层。起于耻骨下支前面，止于股骨粗线上部。功能为使髋关节内收和旋外。常见短收肌起点筋结、短收肌止点筋结。

1. 短收肌起点筋结

【位置】在大腿内侧，耻骨肌和长收肌深层，耻骨下支外面短收肌起点处（图10-4）。

【局部解剖】皮肤—皮下组织—股筋膜—耻骨肌—长收肌起点、短收肌起点—耻骨上支、耻骨梳。布有髂腹股沟神经、生殖股神经、闭孔神经。筋结在短收肌起点处。

【主治】短收肌痉挛、萎缩、损伤引起的耻骨阴部疼痛、股外展疼痛、大腿内侧疼痛等。

2. 短收肌止点筋结

【位置】位于大腿内侧，股骨粗线上部短收肌止点处（图10-4）。

【局部解剖】皮肤—皮下组织—大腿内侧的筋膜和肌肉层（包括长收肌和耻骨肌，短收肌位于它们下方）—股骨粗线。

【主治】短收肌痉挛、萎缩、损伤等引起的耻骨阴部疼痛、股外展疼痛、大腿内侧疼痛、下肢无力等。

（六）髂肌筋结

髂肌解剖：位于髂部，髂肌呈扇形，起自髂窝，向下与腰大肌相合，经腹股沟韧带深面，止于股骨小转子。此肌收缩时，使髋关节前屈和旋外；下肢固定时，可使躯干前屈。常见髂肌起点筋结、髂肌止点筋结。

1. 髂肌起点筋结

【位置】位于髂窝，髂肌腹股沟肌间隙处（图10-4）。

【局部解剖】皮肤—皮下组织—腹股沟韧带—股神经、髂腰肌—髂骨。上方为腹腔。布有髂腹股沟神经、股外侧皮神经、生殖股神经。筋结在髂肌腹股沟肌间隙处。

【主治】髂肌筋膜间隔综合征、髂肌软组织损伤引起的髋股疼痛、股外侧麻木、下肢无力、腹痛、腹胀、腰痛、膝周疼痛、月经不调、性功能障碍、尿频尿急、大便异常等。

2. 髂肌止点筋结

【位置】在股内侧部，当股骨小转子上缘处（图10-4）。

【局部解剖】皮肤—皮下组织—阔筋膜—缝匠肌—髂腰肌—腰大肌、髂腰滑囊—股骨小转子。布有股神经。内侧为股神经与股动静脉。筋结在股骨小转子上缘髂肌止点处。

【主治】髂肌筋膜间隔综合征、髂肌软组织损伤引起的髋外展疼痛、大腿疼痛、膝关节疼痛、腰痛、腰腹痛、下肢麻痹无力等。

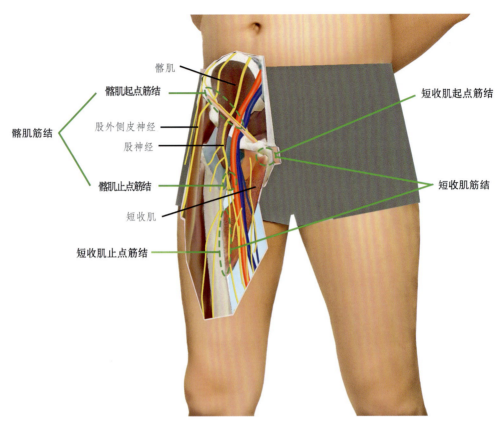

髂肌

髂肌起点筋结

髂肌筋结

股外侧皮神经

股神经

髂肌止点筋结

短收肌

短收肌止点筋结

短收肌起点筋结

短收肌筋结

图 10-4　短收肌筋结、髂肌筋结示意图（右）

第十一章　足厥阴经筋

一、走行特点

足厥阴之筋，起于大指之上，上结于内踝之前，上循胫，结内辅骨之下，上循阴股，结于阴器，络诸筋（图 11-1）。

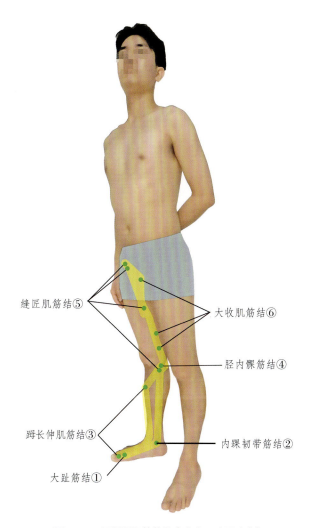

缝匠肌筋结⑤　　　　　大收肌筋结⑥

胫内髁筋结④

跨长伸肌筋结③　　　内踝韧带筋结②

大趾筋结①

图 11-1　足厥阴经筋筋结点分布示意图（右）

二、常见筋结解剖定位及主治

（一）大趾筋结

【位置】在趾背侧，当大趾趾间关节处（图 11-2）。

【局部解剖】皮肤—皮下组织—皮下滑囊—趾间关节囊—趾间关节。布有胫神经分支。筋结在趾间关节囊处。

【主治】大趾部趾间滑囊炎及腱鞘炎引起的趾关节疼痛、踝关节疼痛、胫前疼痛等。

（二）内踝韧带筋结

【位置】在足内侧部，当内踝下，趾长屈肌、胫骨后肌及蹈长屈肌腱鞘处（图 11-2）。

【局部解剖】皮肤—皮下组织—足筋膜—屈肌支持带、三角韧带—胫骨后肌、蹈长屈肌腱鞘及肌腱。布有足内侧皮神经。下方有胫动静脉及胫神经分支。筋结点在三角韧带下层，各肌腱腱鞘处。

【主治】内踝韧带损伤、踝关节炎引起的踝关节疼痛，小腿疼痛，足底部疼痛，趾麻木、灼痛等。

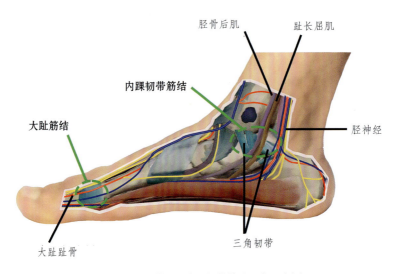

图 11-2　大趾筋结、内踝韧带筋结示意图（右）

（三）蹈长伸肌筋结（见第九章足阳明经筋）

（四）胫内髁筋结

【位置】在小腿内侧部，当胫骨内侧髁内侧缘（图 11-4）。

【局部解剖】皮肤—皮下组织—小腿筋膜—缝匠肌、半腱肌、股薄肌腱—胫侧副韧带、髌内侧支持带—缝匠肌滑囊—胫骨内侧髁。布有隐神经。筋结在胫骨内侧髁，缝匠肌滑囊处。

【主治】胫侧副韧带损伤、膝关节炎引起的膝关节疼痛、膝痛引小腿部疼痛、踝关节疼痛。

（五）缝匠肌筋结

缝匠肌解剖：起自髂前上棘，斜向内下方，经膝关节内侧，止于胫骨上端内侧面。功能为屈髋、屈膝，并使已屈的膝关节旋内等。常见缝匠肌起点筋结、缝匠肌股外侧皮神经经过处筋结、缝匠肌髌尖隐神经并行处筋结、缝匠肌止点筋结。

1. 缝匠肌起点筋结

【位置】在侧腹部，正当髂前上棘内缘处（图11-3）。

【局部解剖】皮肤—皮下组织—阔筋膜、腹股沟韧带、阔筋膜张肌腱膜、缝匠肌腱膜—髂前上棘。有股外侧皮神经干通过。布有髂腹股沟神经支。筋结在髂前上棘内缘缝匠肌起点处。

【主治】缝匠肌腱损伤及下肢肌肉痉挛、萎缩引起的腰痛，髋股疼痛，股外侧麻木、感觉异常等。

2. 缝匠肌股外侧皮神经经过处筋结

【位置】在侧腹部，正当髂前上棘内缘下1cm处（图11-3）。

【局部解剖】皮肤—皮下组织—阔筋膜张肌—缝匠肌—腹股沟韧带—髂筋膜—股外侧皮神经。外侧有股外侧皮神经干通过，布有股外侧皮神经、股神经前皮支。筋结在缝匠肌股外侧皮神经经过处。

【主治】缝匠肌腱损伤、股外侧皮神经卡压综合征引起的腰痛，髋股疼痛，股外侧麻木、感觉异常等。

3. 缝匠肌髌尖隐神经并行处筋结

【位置】股内侧部，髌内缘直上与缝匠肌交界处（图11-3）。

【局部解剖】皮肤—皮下组织—股筋膜—缝匠肌—股内侧肌—肌间隔—长收肌、短收肌、大收肌—收肌结节—股骨。布有隐神经及股神经前皮支、肌支。筋结在缝匠肌与隐神经并行处。

【主治】缝匠肌腱损伤、隐神经损伤或卡压引起的大腿疼痛、膝关节疼痛、小腿内侧麻木等。

4. 缝匠肌止点筋结

【位置】在小腿内侧面，当胫骨内侧髁内侧面，平胫骨结节处（图 11-3）。

【局部解剖】皮肤—皮下组织—小腿筋膜—鹅足腱—鹅足滑囊—胫骨。布有隐神经及其分支。筋结在缝匠肌止点处。

【主治】缝匠肌腱损伤、胫骨内侧滑囊炎引起的膝关节疼痛、小腿疼痛、踝关节疼痛等。

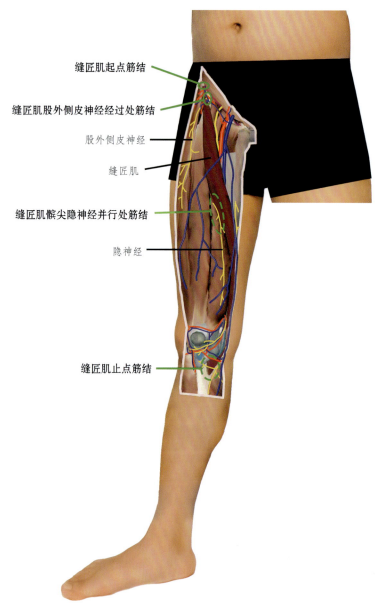

缝匠肌起点筋结

缝匠肌股外侧皮神经经过处筋结

股外侧皮神经

缝匠肌

缝匠肌髌尖隐神经并行处筋结

隐神经

缝匠肌止点筋结

图 11-3　缝匠肌筋结示意图（右）

（六）大收肌筋结

大收肌解剖：在大腿内侧，起自坐骨结节、坐骨支和耻骨下支的前面，肌纤维束呈扇形分散，上部纤维束大致呈水平方向延伸，最下束则几乎垂直，止于股骨粗线内外唇的全长及内侧髁上的收肌结节。功能为内收大腿，上部纤维还可使大腿外旋。常见大收肌起点筋结、大收肌经收肌管下口处筋结、大收肌止点筋结。

1. 大收肌起点筋结

【位置】在股内侧部，当大收肌于耻骨下支起点部（图 11-4）。

【局部解剖】皮肤—皮下组织—股筋膜—长收肌、股薄肌—短收肌—大收肌—闭孔外肌—耻骨下支、坐骨支。布有股内侧皮神经、闭孔神经。筋结在大收肌于耻骨下支起点处。

【主治】大收肌劳损、痉挛及不明原因下肢软瘫引起的股阴部疼痛、膝关节疼痛、少腹部疼痛、腰痛等。

2. 大收肌经收肌管下口处筋结

【位置】在股内侧部，当大收肌经收肌管下口处（图 11-4）。

【局部解剖】皮肤—皮下组织—股筋膜—缝匠肌、股内侧肌—收肌管腱裂孔—隐神经、股动静脉—股骨内髁。布有股内侧神经、隐神经。筋结在大收肌经收肌管下口处。

【主治】大收肌劳损、肌痉挛、不明原因下肢软瘫引起的腿内侧疼痛、膝关节疼痛、小腿内侧缘麻痛、下肢麻痹无力等。

3. 大收肌止点筋结

【位置】在股内侧部，股骨内侧髁上，髌骨内缘大收肌止点处（图 11-4）。

【局部解剖】皮肤—皮下组织—股筋膜—缝匠肌、股薄肌—股内侧肌—大收肌—收肌结节—股骨。布有隐神经。筋结在股内侧部，股骨内侧髁内缘大收肌止点处。

【主治】大收肌劳损、肌痉挛、不明原因下肢软瘫引起的大腿痛、膝关节疼痛、小腿内侧麻木等。

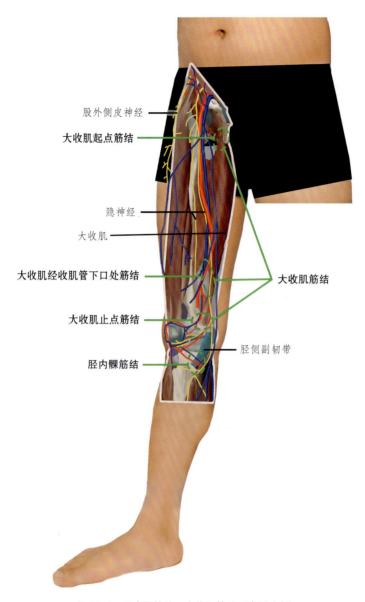

股外侧皮神经

大收肌起点筋结

隐神经

大收肌

大收肌经收肌管下口处筋结

大收肌止点筋结

胫内髁筋结

大收肌筋结

胫侧副韧带

图 11-4　胫内髁筋结、大收肌筋结示意图（右）

第十二章　足少阴经筋

一、走行特点

足少阴之筋，起于小指之下，入足心，并太阴之经，邪走内踝之下，结于踵；与足太阳之筋合，而上结于内辅骨之下；并太阴之经筋而上，循阴股，结于阴器。循膂内挟脊，上至项，结于枕骨，与足太阳之筋合（图12-1）。

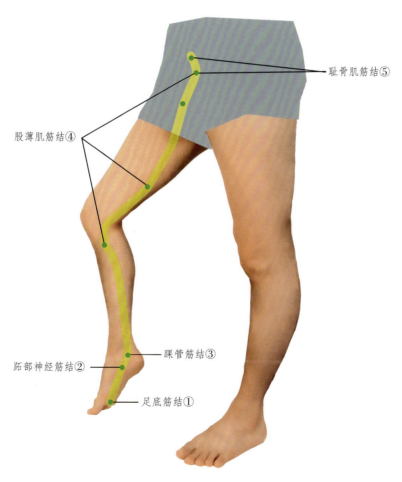

耻骨肌筋结⑤

股薄肌筋结④

踝管筋结③

跖部神经筋结②

足底筋结①

图12-1　足少阴经筋筋结点分布示意图（右）

二、常见筋结解剖定位及主治

（一）足底筋结

【位置】在足底部，当第2、第3跖趾关节间后方凹陷处（图12-2）。

【局部解剖】皮肤—皮下组织—足底腱膜—跖侧滑囊、趾短屈肌、趾长屈肌、蚓状肌—跖浅横韧带—跖趾关节囊。布有趾足底总神经。筋结在足底筋膜处。

【主治】足底筋膜炎引起的足底疼痛、踝关节疼痛、足跟疼痛等。

（二）跖部神经筋结

【位置】在足跟底部，当足跟内侧缘中心（图12-2）。

【局部解剖】皮肤—皮下组织—足跖筋膜、胫神经根支—跟骨。布有胫神经根支。内上方有胫神经及胫动静脉通过。筋结在跖筋膜胫神经根支穿入点处。

【主治】踝关节扭伤、跖管综合征引起的足跟疼痛及踝关节疼痛、活动受限等。

（三）踝管筋结

踝管解剖：位于踝部，为深筋膜在胫骨内踝下后方形成屈肌支持带，张于内踝与跟骨结节间形成的管状结构。

【位置】在足内踝后，当胫骨后肌、姆长屈肌、趾长屈肌肌腱与腱鞘处（图12-2）。

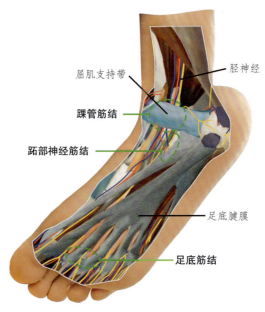

屈肌支持带　　　胫神经
踝管筋结
跖部神经筋结
足底腱膜
足底筋结

图12-2　足底筋结、跖部神经筋结、踝管筋结示意图（右）

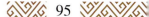

【局部解剖】皮肤—皮下组织—小腿筋膜—屈肌支持带—胫骨后肌、蹈长屈肌、趾长屈肌腱鞘与肌腱—跟骨。有胫神经与胫动静脉伴行。筋结在踝管，即内踝后三角韧带与胫骨后肌、蹈长屈肌、趾长屈肌的腱鞘层。

【主治】踝管综合征引起的足踝疼痛，足趾疼痛，足趾感觉异常、麻痹无力，小腿疼痛等。

（四）股薄肌筋结

股薄肌解剖：位于大腿内侧，部位表浅，以宽而薄的腱起自耻骨下支的前面，肌束向下移行于长腱，在缝匠肌腱与半腱肌腱之间止于胫骨上端内侧。功能：内收大腿并使小腿屈曲和内旋。常见股薄肌起点筋结、股薄肌经隐神经处筋结、股薄肌止点筋结。

1. 股薄肌起点筋结

【位置】在股内侧部，当股薄肌于耻骨下支起点部（图 12-3）。

【局部解剖】皮肤—皮下组织—股筋膜—大收肌、长收肌、短收肌、股薄肌—耻骨下支。布有股内侧皮神经、闭孔神经、阴囊前神经、生殖股神经。筋结在股薄肌于耻骨下支起点处。

【主治】股薄肌损伤、内收肌群劳损引起的股阴部疼痛、膝关节疼痛、少腹疼痛等。

2. 股薄肌经隐神经处筋结

【位置】在大腿中下三分之一，股薄肌经隐神经处（图 12-3）。

【局部解剖】皮肤—皮下组织—股筋膜—缝匠肌、股内侧肌—收肌管腱裂孔—隐神经、股动静脉—股骨。布有股内侧皮神经、闭孔神经、隐神经。筋结在股薄肌经隐神经处。

【主治】隐神经损伤、股薄肌损伤引起的大腿内侧疼痛、小腿内侧麻痛、下肢麻痹无力等。

3. 股薄肌止点筋结

【位置】在膝内侧部，胫骨上端内侧面处（图 12-3）。

【局部解剖】皮肤—皮下组织—膝筋膜—缝匠肌、股薄肌、半腱肌、半膜肌腱与腱鞘—胫骨内髁。布有隐神经。筋结在股薄肌于胫骨上端内侧面处。

【主治】股薄肌损伤、膝关节炎引起的大腿内侧疼痛、膝关节疼痛、小腿内侧麻痛、下肢麻痹无力等。

（五）耻骨肌筋结

耻骨肌属于髋关节肌肉，位于大腿内侧上方，在髂腰肌和长收肌之间，短收肌及闭孔外肌的表面。起于耻骨梳附近，止于股骨体的耻骨肌线。功能为使髋关节内收和旋外。受股神经、闭孔神经支配。常见耻骨肌起点筋结、耻骨肌止点筋结。

1. 耻骨肌起点筋结

【位置】在下腹部，当耻骨结节处（图 12-3）。

【局部解剖】皮肤—皮下组织—阔筋膜深层—耻骨肌—耻骨结节。布有髂腹股沟神经、生殖股神经。深部为腹腔。筋结在耻骨肌起点处。

【主治】耻骨肌痉挛、肌筋膜损伤引起的阴股部疼痛、大腿内侧疼痛、下腹疼痛等。

2. 耻骨肌止点筋结

【位置】位于大腿内侧上段耻骨肌止点处（图 12-3）。

【局部解剖】皮肤—皮下组织—股筋膜—股薄肌、长收肌、短收肌、大收肌—耻骨肌止点—股骨。筋结在耻骨肌止点处滑囊。

【主治】耻骨肌痉挛、肌筋膜损伤引起的阴股部疼痛、大腿内侧疼痛、下腹疼痛等。

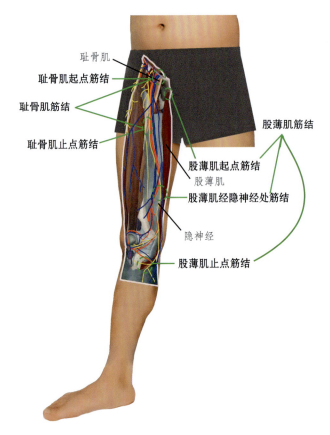

图 12-3　股薄肌筋结、耻骨肌筋结示意图（右）

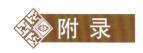

壮医经筋优势病种常见筋结针刺范例

一、神经根型颈椎病常见筋结针刺范例

（一）颈斜角肌筋结

神经根型颈椎病常见颈斜角肌筋结，图示筋结位于颈部左侧第 5 颈神经附近，可一针同时针刺胸锁乳突肌筋结、颈斜角肌筋结、肩胛提肌筋结（图 1–1）。

针刺操作方法：持针对准筋结位置迅速刺入皮肤，针尖依次穿透胸锁乳突肌筋结、颈斜角肌筋结、肩胛提肌筋结，到达颈椎骨面，触激到第 5 颈神经根，患者左上肢有触电样感觉并放射到手指尖为佳，即可迅速出针（图 1–1）。

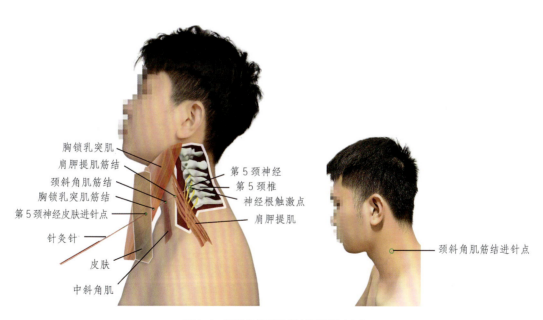

图 1–1　颈斜角肌筋结针刺示意图（左）

（二）斜方肌筋结、肩胛提肌筋结

神经根型颈椎病常见斜方肌筋结、肩胛提肌筋结，图示斜方肌筋结、肩胛提肌筋结位于左侧肩胛内上角，可一针同时针刺两个筋结（图 1–2）。

针刺操作方法：持针对准筋结位置迅速刺入皮肤，针尖依次穿透斜方肌筋结、肩胛提肌筋结，到达肩胛骨骨面，先触激肩胛提肌筋结第一触激点，再依次触激第二、第三、第四触激点，以局部肌肉有酸胀感为度，即可迅速出针（图1-2）。

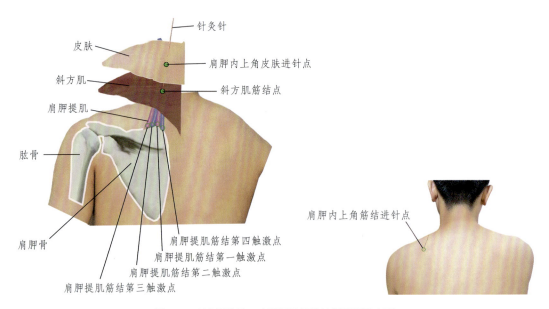

针灸针

皮肤

斜方肌

肩胛提肌

肱骨

肩胛骨

肩胛内上角皮肤进针点

斜方肌筋结点

肩胛提肌筋结第四触激点

肩胛提肌筋结第一触激点

肩胛提肌筋结第二触激点

肩胛提肌筋结第三触激点

肩胛内上角筋结进针点

图1-2　斜方肌筋结、肩胛提肌筋结针刺示意图（后）

二、肩周炎常见筋结针刺范例

（一）肱二头肌筋结

肩周炎常见肱二头肌筋结，图示筋结位于左侧肩前部喙突尖端处，可一针同时针刺多个筋结（图2-1）。

针刺操作方法：持针对准喙突筋结位置迅速刺入皮肤，针尖依次穿透三角肌前束的三角肌筋结、肱二头肌短头筋结、结节间沟，到达肱二头肌长头筋结，以局部肱二头肌短头、长头筋结处有酸胀感为度，即可迅速出针（图2-1）。

（二）大圆肌筋结、小圆肌筋结

肩周炎常见大圆肌筋结和小圆肌筋结，图示筋结位于左侧肩背部的肩胛骨下部，可一针同时针刺两个筋结（图2-2）。

针刺操作方法：持针对准筋结位置迅速刺入皮肤，针尖穿透大圆肌筋结，刺入小圆肌筋结，以局部肌筋有酸胀感为度，即可迅速出针（图2-2）。

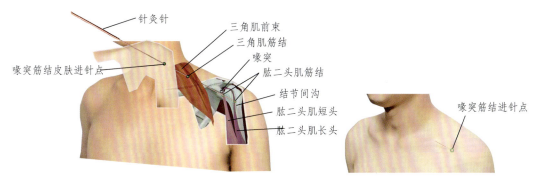

图 2-1　肱二头肌筋结针刺示意图（前）

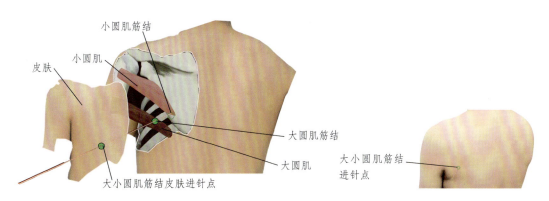

图 2-2　大圆肌筋结、小圆肌筋结针刺示意图（后）

（三）肩峰筋结

肩周炎常见肩峰筋结，图示筋结位于左侧肩峰端处，可一针同时针刺两个筋结（图 2-3 ）。

针刺操作方法：持针对准筋结位置迅速刺入皮肤，针尖依次穿透三角肌中束的三角肌筋结，到达肩峰下滑囊处，以局部肌筋有酸胀感为度，即可迅速出针（图 2-3 ）。

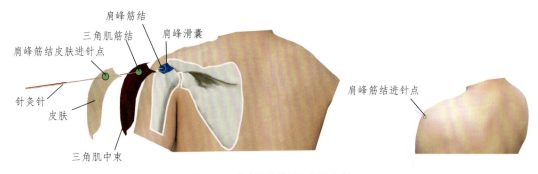

图 2-3　肩峰筋结针刺示意图（后）

三、头痛常见筋结针刺范例

（一）枕大神经筋结

头痛常见枕大神经筋结，图示筋结位于头后右侧枕部（图3-1）。

针刺操作方法：持针对准筋结位置迅速刺入皮肤，针尖依次穿透斜方肌筋结、头半棘肌、头后大直肌，到达枕骨骨面，触激枕大神经，以有针感传导到头顶部为佳，即迅速出针（图3-1）。

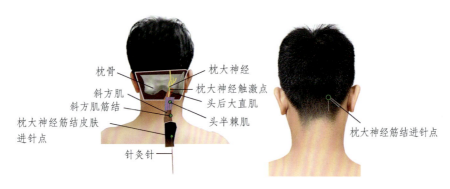

图3-1 枕大神经筋结针刺示意图（后）

（二）枕小神经筋结

头痛常见枕小神经筋结，图示筋结位于头后右侧枕部（图3-2）。

针刺操作方法：持针对准筋结位置迅速刺入皮肤，刺入胸锁乳突肌，到达枕骨骨面，触激枕小神经，以有针感传导到侧头部为佳，即迅速出针（图3-2）。

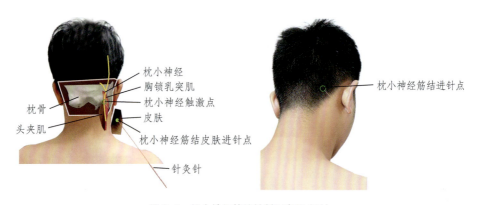

图3-2 枕小神经筋结针刺示意图（后）

（三）耳大神经筋结

头痛常见耳大神经筋结，图示筋结位于头右侧耳后（图3-3）。

针刺操作方法：持针对准筋结位置迅速刺入皮肤，到达颞骨骨面，触激耳大神经，以有针感传导耳后为佳，即迅速出针（图3-3）。

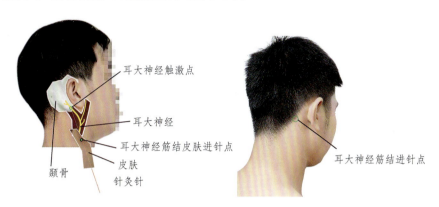

图3-3 耳大神经筋结针刺示意图（后）

四、腰椎间盘突出症常见筋结针刺范例

（一）第5腰神经筋结

腰椎间盘突出症常见第5腰神经筋结，图示筋结位于腰部左侧，第5腰椎至第1骶椎之间棘突旁（图4-1）。

针刺操作方法：持针对准筋结位置迅速刺入皮肤，针尖穿透背阔肌、腰髂肋肌、胸最长肌、多裂肌、腰横突间外侧肌，触激第5腰神经，以有针感传导到下肢为佳，即迅速出针（图4-1）。

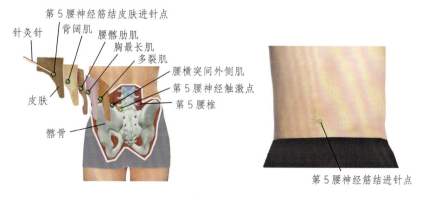

图4-1 第5腰神经筋结针刺示意图（后）

（二）骶神经筋结

腰椎间盘突出症常见第1骶神经筋结，图示筋结位于左侧腰骶部，第1骶后孔处（图4-2）。

针刺操作方法：持针对准筋结位置迅速刺入皮肤，针尖穿透背阔肌、腰髂肋肌、胸最长肌、多裂肌，触激第1骶神经，以有针感传导为佳，即迅速出针（图4-2）。

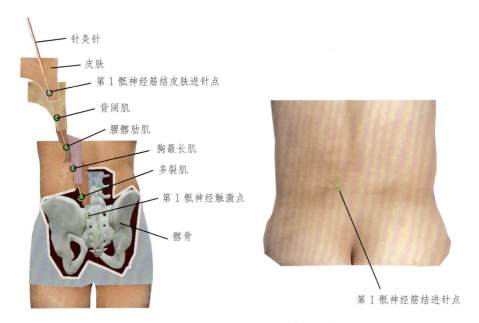

图4-2　骶神经筋结针刺示意图（后）

（三）坐骨神经筋结

腰椎间盘突出症常见坐骨神经筋结，图示筋结位于左臀部后侧，坐骨神经与梨状肌上口卡压处（图4-3）。

针刺操作方法：持针对准筋结位置迅速刺入皮肤，针尖穿透臀大肌筋结，触激坐骨神经，以有针感传导到下肢为佳，即迅速出针（图4-3）。

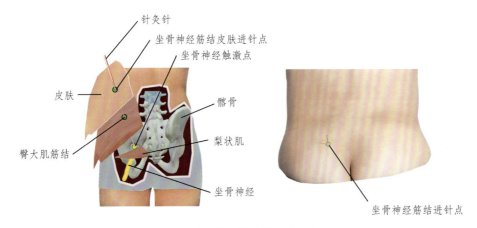

图4-3　坐骨神经筋结针刺示意图（后）

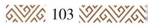

五、膝关节骨性关节炎常见筋结针刺范例

（一）膝关节（内膝眼、外膝眼、髌韧带）筋结

膝关节骨性关节炎常见内膝眼筋结、外膝眼筋结、髌韧带筋结，图示筋结位于右膝（图5-1）。

针刺操作方法：①持针对准髌韧带筋结迅速刺入皮肤，触激髌韧带，以膝关节局部有酸胀感为度，即迅速出针；②持针对准内膝眼筋结迅速刺入皮肤，触激内膝眼筋结，以膝关节局部有酸胀感为度，即迅速出针；③持针对准外膝眼筋结迅速刺入皮肤，触激外膝眼筋结，以膝关节局部有酸胀感为度，即迅速出针（图5-1）。

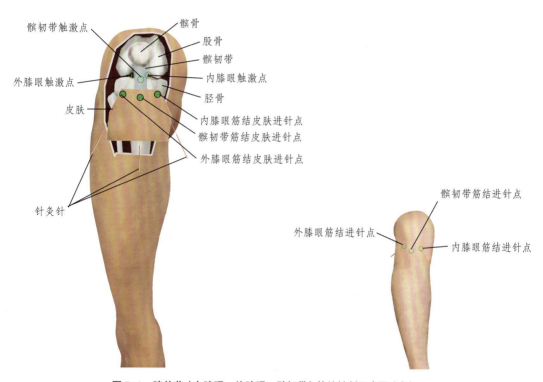

图5-1 膝关节（内膝眼、外膝眼、髌韧带）筋结针刺示意图（右）

（二）隐神经筋结

膝关节骨性关节炎常见隐神经筋结，图示筋结位于右腿内侧（图5-2）。

针刺操作方法：持针对准筋结位置迅速刺入皮肤，触激隐神经，以针感传导到膝关节为佳，即迅速出针（图5-2）。

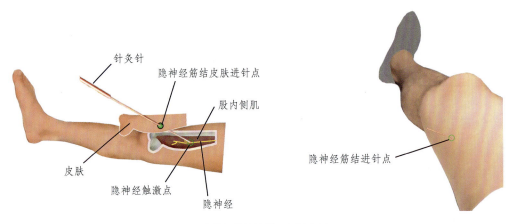

图 5-2　隐神经筋结针刺示意图（右）

（三）髂胫束与股外侧肌邻近处筋结

膝关节骨性关节炎常见髂胫束与股外侧肌邻近处筋结，图示位于左腿外侧（图5-3）。

针刺操作方法：持针对准筋结位置迅速刺入皮肤，针尖穿透髂胫束筋结，刺入股外侧肌筋结，以局部肌筋有酸胀感为度，即可迅速出针（图5-3）。

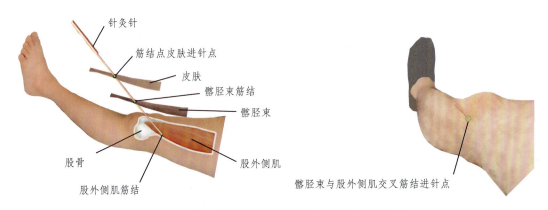

图 5-3　髂胫束与股外侧肌邻近处筋结针刺示意图（左）

六、臀上皮神经卡压综合征常见筋结针刺范例

（一）臀上皮神经（第1～2腰神经后支）筋结

臀上皮神经卡压综合征常见臀上皮神经筋结，图示筋结位于腰部左侧，第1腰椎与第2腰椎之间棘突旁（图6-1）。

针刺操作方法：持针对准筋结位置迅速刺入皮肤，针尖穿透背阔肌、下后锯肌、腰髂肋肌、胸最长肌、多裂肌、腰横突间外侧肌，到达腰椎骨面，触激臀上皮神经，以有针感传导侧臀部为佳，即迅速出针（图6-1）。

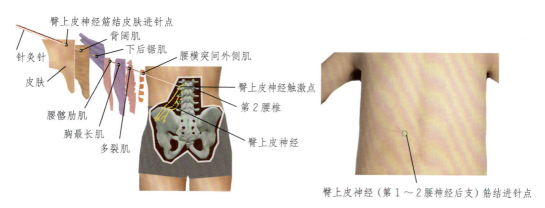

图6-1　臀上皮神经（第1～2腰神经后支）筋结针刺示意图（后）

（二）臀上皮神经（第2～3腰神经后支）筋结

臀上皮神经卡压综合征常见臀上皮神经（第2～3腰神经后支）筋结，图示筋结位于腰部左侧，第2腰椎与第3腰椎之间棘突旁（图6-2）。

针刺操作方法：持针对准筋结位置迅速刺入皮肤，针尖穿透背阔肌、下后锯肌、腰髂肋肌、胸最长肌、多裂肌、腰横突间外侧肌，到达腰椎骨面，触激臀上皮神经（第2～3腰神经后支），以有针感传导侧臀部为佳，即迅速出针（图6-2）。

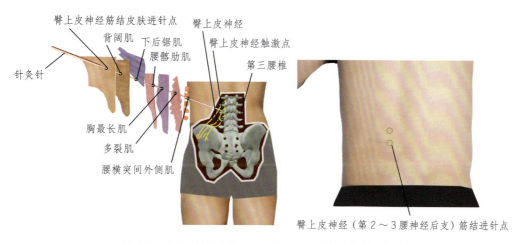

图6-2　臀上皮神经（第2～3腰神经后支）筋结针刺示意图（后）

（三）臀上皮神经（第3～4腰神经后支）筋结

臀上皮神经卡压综合征常见臀上皮神经（第3～4腰神经后支）筋结，图示筋结位于腰部左侧，第 3 腰椎与第 4 腰椎之间的棘突旁（图 6-3）。

针刺操作方法：持针对准筋结位置迅速刺入皮肤，针尖穿透背阔肌、腰髂肋肌、胸最长肌、多裂肌、腰横突间外侧肌，到达腰椎骨面，触激臀上皮神经（第 3 ~ 4 腰神经后支），以有针感传导侧臀部为佳，即迅速出针（图 6-3）。

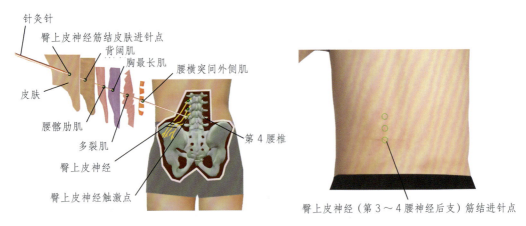

图 6-3　臀上皮神经（第 3 ~ 4 腰神经后支）筋结针刺示意图（后）

参考文献

［1］薛立功 . 中国经筋学［M］. 北京：中医古籍出版社，2009.

［2］韦英才 . 实用壮医筋病学［M］. 南宁：广西科学技术出版社，2016.

［3］沈雪勇，刘存志 . 经络腧穴学［M］.5 版 . 北京：中国中医药出版社，2021.

［4］崔慧先，刘学政 . 系统解剖学［M］.5 版 . 北京：人民卫生出版社，2024.

［5］Susan Standring. 格氏解剖学：临床实践的解剖学基础［M］.41 版 . 丁自海，刘树伟，主译 . 济南：山东科学技术出版社，2017.

十二经筋图谱

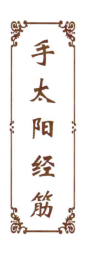

手太阳经筋

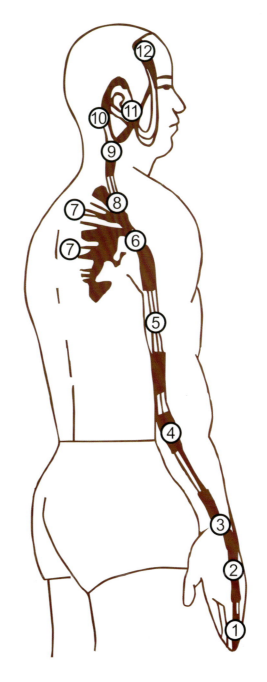

① 小指尖筋结
② 第5掌中筋结
③ 尺骨茎突筋结
④ 肱骨外上髁筋结
⑤ 肱三头肌外侧筋结
⑥ 大小圆肌筋结
⑦ 菱形肌筋结
⑧ 肩胛提肌下筋结
⑨ 肩胛提肌上筋结
⑩ 枕大神经筋结
⑪ 耳根筋结
⑫ 颞上筋结

《灵枢·经筋》：手太阳之筋，起于小指之上，结于腕，上循臂内廉，结于肘内锐骨之后，弹之应小指之上，入结于腋下。其支者，后走腋后廉，上绕肩胛，循颈，出足太阳之筋前，结于耳后完骨。其支者，入耳中；直者出耳上，下结于颔，上属目外眦。

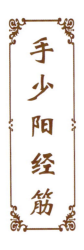

手少阳经筋

① 次指掌骨筋结
② 腕中筋结
③ 旋后肌筋结
④ 三角肌筋结
⑤ 肩峰筋结
⑥ 肩胛上神经筋结
⑦ 颈斜角肌筋结
⑧ 颞颌关节筋结

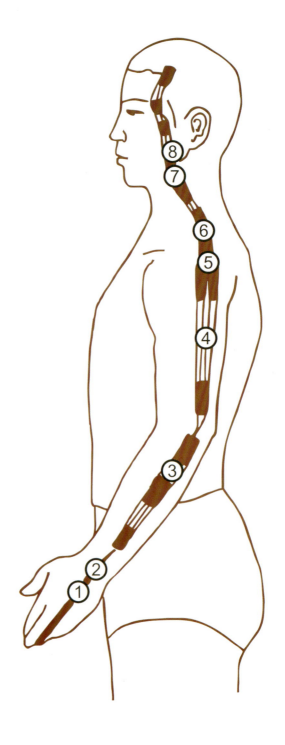

《灵枢·经筋》：手少阳之筋，起于小指次指之端，结于腕；上循臂，结于肘；上绕臑外廉，上肩，走颈，合手太阳。其支者，当曲颊入系舌本；其支者上曲牙，循耳前，属目外眦，上乘颔，结于角。

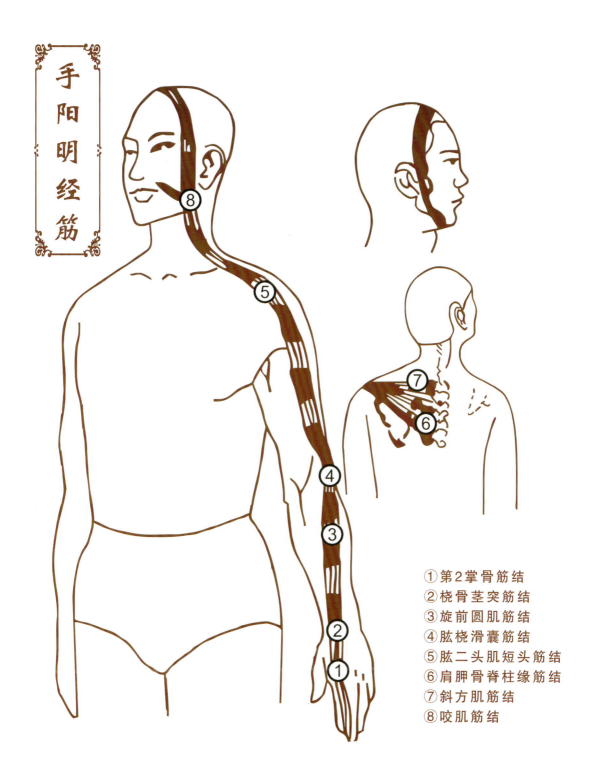

手阳明经筋

① 第2掌骨筋结
② 桡骨茎突筋结
③ 旋前圆肌筋结
④ 肱桡滑囊筋结
⑤ 肱二头肌短头筋结
⑥ 肩胛骨脊柱缘筋结
⑦ 斜方肌筋结
⑧ 咬肌筋结

　　《灵枢·经筋》：手阳明之筋，起于大指次指之端，结于腕；上循臂，上结于肘外；上臑，结于肩髃。其支者，绕肩胛，挟脊；其直者从肩髃上颈。其支者上颊，结于頄；直者上出于手太阳之前，上左角，络头，下右颔。

手太阴经筋

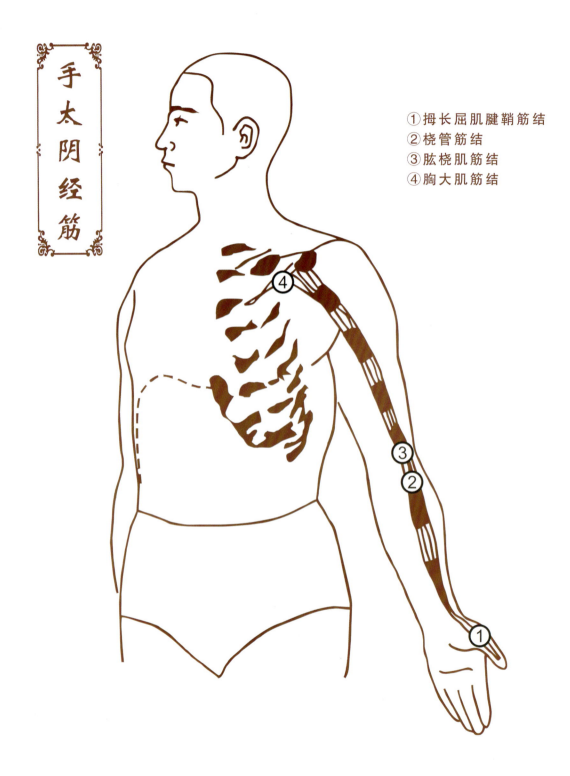

① 拇长屈肌腱鞘筋结
② 桡管筋结
③ 肱桡肌筋结
④ 胸大肌筋结

《灵枢·经筋》：手太阴之筋，起于大指之上，循指上行，结于鱼后；行寸口外侧，上循臂，结肘中；上臑内廉，入腋下，出缺盆，结肩前髃；上结缺盆，下结胸里，散贯贲，合贲下，抵季胁。

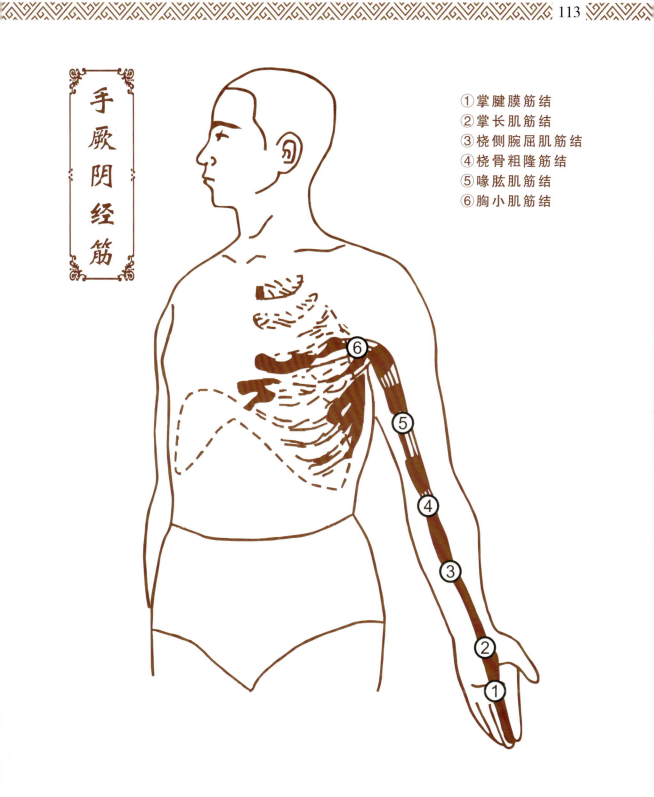

手厥阴经筋

① 掌腱膜筋结
② 掌长肌筋结
③ 桡侧腕屈肌筋结
④ 桡骨粗隆筋结
⑤ 喙肱肌筋结
⑥ 胸小肌筋结

《灵枢·经筋》：手心主之筋，起于中指，与太阴之筋并行，结于肘内廉；上臂阴，结腋下；下散前后挟胁。其支者，入腋，散胸中，结于贲。

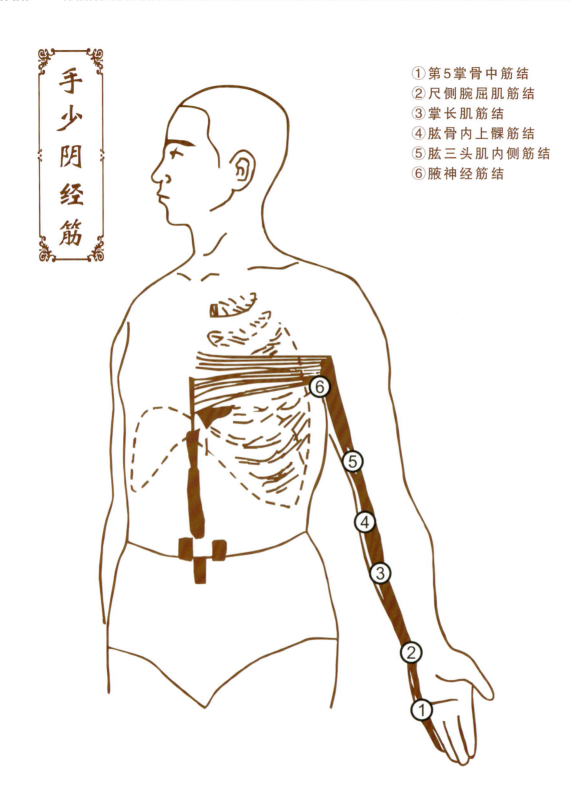

手少阴经筋

① 第5掌骨中筋结
② 尺侧腕屈肌筋结
③ 掌长肌筋结
④ 肱骨内上髁筋结
⑤ 肱三头肌内侧筋结
⑥ 腋神经筋结

《灵枢·经筋》：手少阴之筋，起于小指之内侧，结于锐骨，上结肘后廉；上入腋，交太阴，伏乳里，结于胸中，循贲，下系于脐。

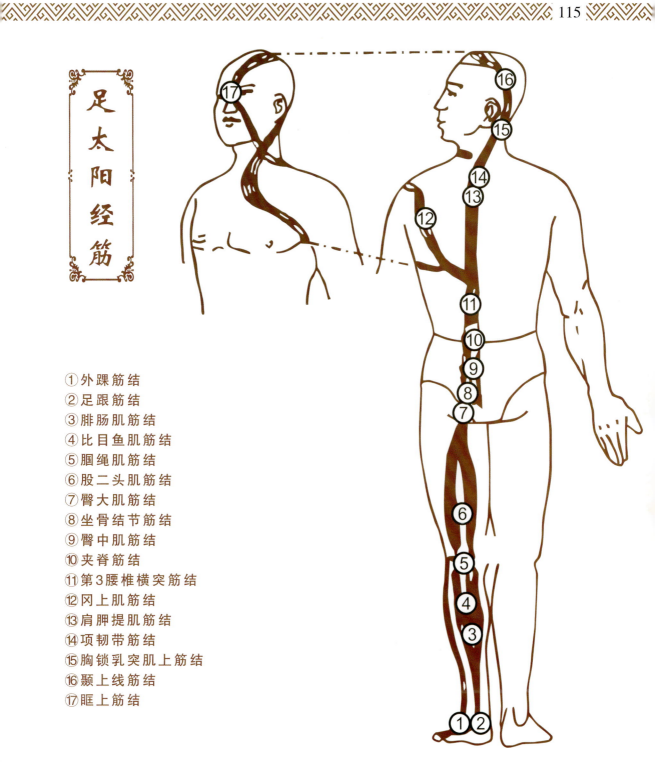

足太阳经筋

① 外踝筋结
② 足跟筋结
③ 腓肠肌筋结
④ 比目鱼肌筋结
⑤ 腘绳肌筋结
⑥ 股二头肌筋结
⑦ 臀大肌筋结
⑧ 坐骨结节筋结
⑨ 臀中肌筋结
⑩ 夹脊筋结
⑪ 第3腰椎横突筋结
⑫ 冈上肌筋结
⑬ 肩胛提肌筋结
⑭ 项韧带筋结
⑮ 胸锁乳突肌上筋结
⑯ 颞上线筋结
⑰ 眶上筋结

　　《灵枢·经筋》：足太阳之筋，起于足小指，上结于踝；邪上结于膝；其下循足外踝，结于踵；上循跟，结于腘；其别者，结于踹外。上腘中内廉，与腘中并，上结于臀。上挟脊上项。其支者，别入结于舌本。其直者，结于枕骨；上头下颜，结于鼻。其支者，为目上纲，下结于頄。其支者，从腋后外廉，结于肩髃。其支者，入腋下，上出缺盆，上结于完骨。其支者，出缺盆，邪上出于頄。

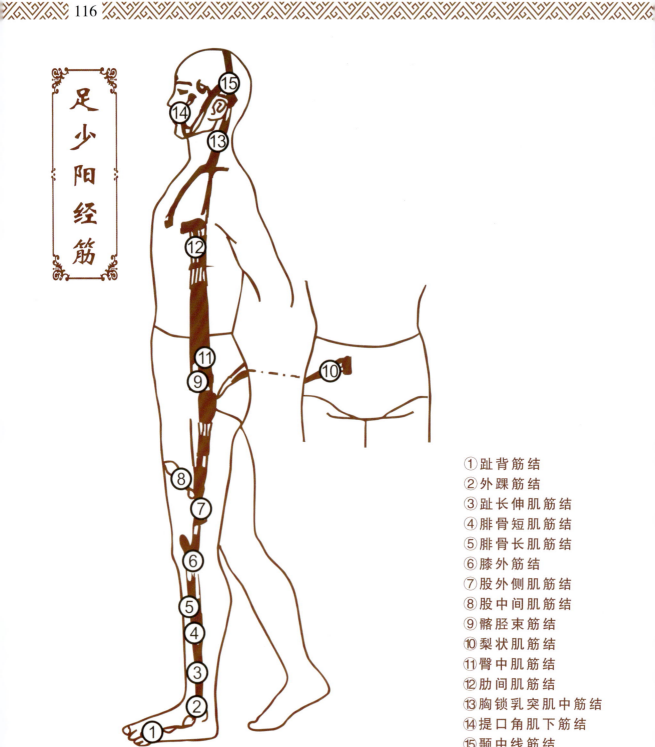

足少阳经筋

① 趾背筋结
② 外踝筋结
③ 趾长伸肌筋结
④ 腓骨短肌筋结
⑤ 腓骨长肌筋结
⑥ 膝外筋结
⑦ 股外侧肌筋结
⑧ 股中间肌筋结
⑨ 髂胫束筋结
⑩ 梨状肌筋结
⑪ 臀中肌筋结
⑫ 肋间肌筋结
⑬ 胸锁乳突肌中筋结
⑭ 提口角肌下筋结
⑮ 颞中线筋结

《灵枢·经筋》：足少阳之筋，起于小指次指，上结外踝；上循胫外廉，结于膝外廉。其支者，别起外辅骨，上走髀，前者结于伏兔之上，后者结于尻。其直者，上乘䏚、季胁，上走腋前廉，系于膺乳，结于缺盆。直者上出腋，贯缺盆，出太阳之前，循耳后，上额角，交巅上，下走颔，上结于顺。支者，结于目外眦，为外维。

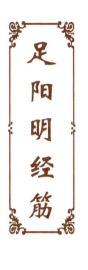

足阳明经筋

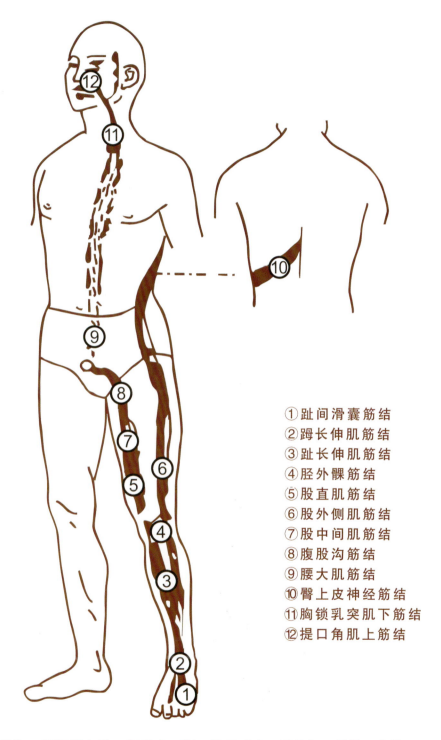

① 趾间滑囊筋结
② 踇长伸肌筋结
③ 趾长伸肌筋结
④ 胫外髁筋结
⑤ 股直肌筋结
⑥ 股外侧肌筋结
⑦ 股中间肌筋结
⑧ 腹股沟筋结
⑨ 腰大肌筋结
⑩ 臀上皮神经筋结
⑪ 胸锁乳突肌下筋结
⑫ 提口角肌上筋结

　　《灵枢·经筋》：足阳明之筋，起于中三指，结于跗上；邪外加于辅骨，上结于膝外廉；直上结于髀枢；上循胁，属脊。其直者，上循骭，结于膝。其支者，结于外辅骨，合少阳。其直者，上循伏兔，上结于髀，聚于阴器，上腹而布，至缺盆而结。上颈，上挟口，合于頄，下结于鼻，上合于太阳。太阳为目上纲，阳明为目下纲。其支者，从颊结于耳前。

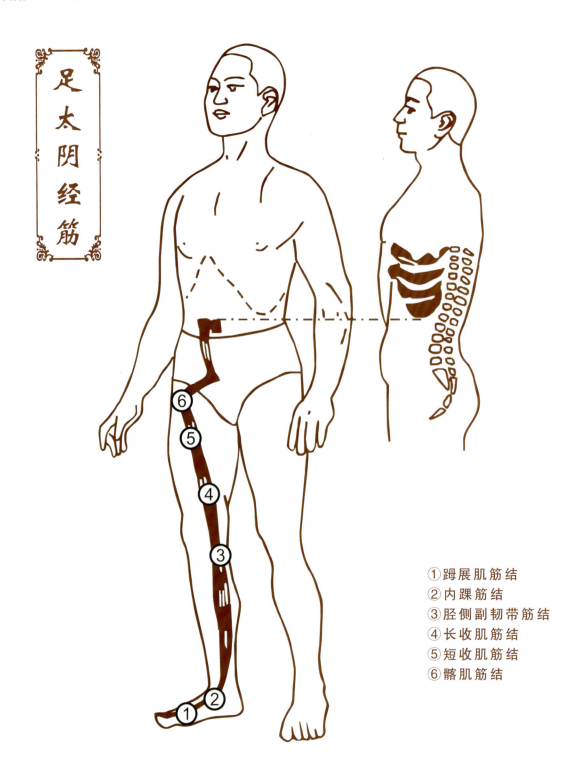

足太阴经筋

① 蹞展肌筋结
② 内踝筋结
③ 胫侧副韧带筋结
④ 长收肌筋结
⑤ 短收肌筋结
⑥ 髂肌筋结

《灵枢·经筋》：足太阴之筋，起于大指之端内侧，上结于内踝。其直者，结于膝内辅骨；上循阴股，结于髀，聚于阴器。上腹，结于脐；循腹里，结于肋，散于胸中；其内者着于脊。

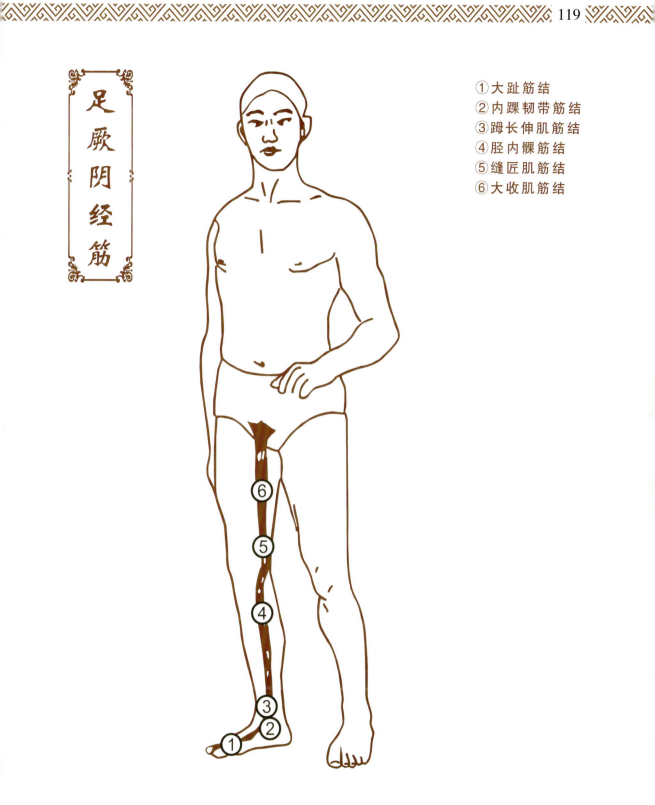

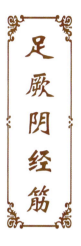

足厥阴经筋

① 大趾筋结
② 内踝韧带筋结
③ 蹈长伸肌筋结
④ 胫内髁筋结
⑤ 缝匠肌筋结
⑥ 大收肌筋结

《灵枢·经筋》：足厥阴之筋，起于大指之上，上结于内踝之前，上循胫，结内辅骨之下，上循阴股，结于阴器，络诸筋。

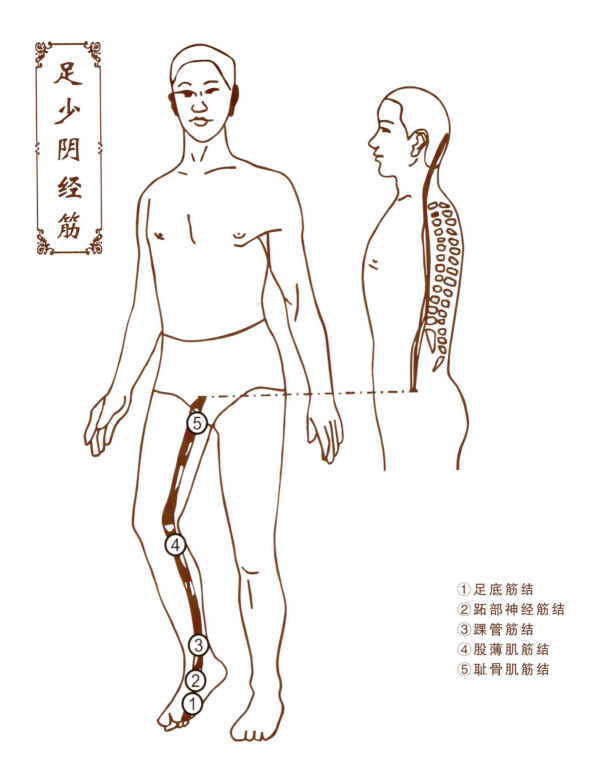

足少阴经筋

① 足底筋结
② 跖部神经筋结
③ 踝管筋结
④ 股薄肌筋结
⑤ 耻骨肌筋结

《灵枢·经筋》：足少阴之筋，起于小指之下，入足心，并太阴之经，邪走内踝之下，结于踵；与足太阳之筋合，而上结于内辅骨之下；并太阴之经筋而上，循阴股，结于阴器。循膂内挟脊，上至项，结于枕骨，与足太阳之筋合。